月 事

把每月必经的痛变成生命的小欢喜

付虹————著

天津出版传媒集团

天津科学技术出版社

图书在版编目（CIP）数据

月事 / 付虹著. -- 天津：天津科学技术出版社，
2021.2

ISBN 978-7-5576-8740-3

Ⅰ.①月… Ⅱ.①付… Ⅲ.①月经－保健－基本知识
Ⅳ.①R711.51

中国版本图书馆CIP数据核字（2020）第214102号

月事

YUE SHI

责任编辑：孟祥刚

责任印制：兰　毅

出　　版：天津出版传媒集团
　　　　　天津科学技术出版社

地　　址：天津市西康路35号

邮　　编：300051

电　　话：（022）23332490

网　　址：www.tjkjcbs.com.cn

发　　行：新华书店经销

印　　刷：雅迪云印（天津）科技有限公司

开本 787×1092　1/32　印张 9.25　字数 185 000
2021年2月第1版第1次印刷
定价：59.80元

推荐语

邹世恩

复旦大学附属妇产科医院妇科
主任医师，健康类自媒体"恩
哥聊健康"创办者

付虹医生，极有才情的小姐姐，以富含情感的
文字为您揭示月经的秘密，教会您自我保养的
小窍门。

李秋萌

字节跳动医生运营中心总监

毋庸置疑，付虹医生这本《月事》是青年、中
年及老年的女性朋友都非常值得拥有的健康宝
典，内容真实可信赖，经验宝贵可分享，是守
护你我健康，助力全家健康和全民健康的一盏
明灯！

张红苹

中国家庭报社社长、总编辑

原来，每个月的"例事"有这么多学问！感谢
医学科学的发展，让我们有机会更加了解自己
的身体，更感谢作者用这本书把这个机会变成
现实！

施琳玲

中国医师协会健康传播委员会
常务副主委兼秘书长

雌激素给女性带来窈窕身段和美丽容颜，雌、
孕激素平衡，月经才会规律。如何识别跟月经
相关的疾病？这本书会给你答案。

陶勇
首都医科大学附属北京朝阳医院眼科教授

整本书体现了对女性健康的呵护，深入浅出，既粉碎了关于月经的谣言，又以解答问题的形式给出了专业学术的解答，每一位关注健康的女性朋友都值得拥有。

勾俊杰
网易健康频道总监

大姨妈也有自己的脾气，做个幸福健康的女人，从阅读付虹老师这本《月事》，与大姨妈和睦相处开始吧！

贾大成
北京紧急医疗救援中心资深专家，中国医师协会健康传播工作委员会顾问

关注女性健康，就是关注家庭，就是关注社会，就是关注国家的未来。无论男女，都应关注女性健康！

顾刚
海南博鳌乐城国际医疗旅游先行区管理局党委书记、局长，海航集团执行董事长

付虹医生的佳作，关注大健康事业的发展，关注女性健康，让更多女性获益。

高巍
健康类自媒体"医路向前巍子"创办者

读付虹医生的书，让美丽的您更健康！

龚晓明
沃医子宫肌瘤微无创治疗中心首席专家，医学博士

打开《月事》，细读一个个源于生活的月经的故事。每个热爱健康的女性朋友，都需要认真阅读付虹医生的《月事》，了解自己的身体，从了解月经开始。

邓利强

中国医师协会健康传播工作委员会常务副主任委员，中国医师协会法律事务部主任

这是一本适合任何年龄段女性阅读的好书。它不仅通俗易懂，还充满了科学的趣味；它不仅满载对女性的关心关爱，还细致入微地让你更了解自己的身体。一本出自优秀医务人员专业之手的书，一定能让你更了解自己。我向你推荐这本书。

余高妍

健康类自媒体"虾米妈咪"创办者

雌、孕激素均衡，月经才规律，容颜才美丽。付虹医生写的《月事》，不仅教我们女性自己识别月经是否正常，也告诉我们如何应对月经病。让我们一起细读这本书，做健康、快乐的女神。

袁月

搜狐健康主编

一位女性的健康，关乎一个家庭的幸福。付虹老师工作中记录下来的这一个个珍贵的故事，其实记录的是一个个生命的遭遇、蹉跎、不屈、支撑、复愈与感恩。要认识付虹医生，首先要去看她的作品，不管是学术论著还是健康科普，欣赏她在照护身心灵的同时，文字散发出的温暖。更幸福的是认识付虹医生，与她做朋友。我想，我拥有了，也值得你拥有。

王良兰

原国家食品药品监督管理局新闻发言人，中国传媒大学媒介与公共事务研究院健康与环境传播研究所联合所长

付虹医生针对日常问诊中女性朋友常遇到的生理和妇科问题，给予了详细且通俗易懂的专业解答，可谓女性朋友关爱自己的福音，早阅读、早了解，会让我们终身受益。

姚乐

上海市同仁医院医生，微信公众号"我是医哥 Dr 姚"及抖音、快手号"医哥姚乐"创办者

等了很久，我虹姐终于出第二本书了。第一本《无炎的女人最美丽》，我一个大男人，津津有味地看完了。一直在期待她的第二部著作问世。认识虹姐好多年了，感觉她一向是个大医生、小女人。在专业的妇科领域，她是个有建树的好医生，深受很多患者喜爱。她的科普也做得很棒，微博、公众号、今日头条、快手短视频样样拿得出手，粉丝百万。但是现实生活中她是个会感悟伤怀的小女生，细腻敏感，最喜欢的是古诗词和《红楼梦》。这两种身份的结合，使得她的笔触能不断游走在专业的医生和细腻的作家之间。医学是冰冷的，但是文学作品是有温度的。她能从身边这一个个病例之中敏锐地捕捉到患者作为人的感受和疾病的发生发展。作为一名临床医生、科普作者、自媒体人，付虹医生一直是我的榜样。期待她更优秀的作品问世。

彭锋

中国互联网发展基金会
副秘书长

女人是了不起的，现代社会，高节奏的生活迫使人疲于奔命，男女概莫能外，女人既要做好女人，还要做好"男人"。然而，女人天然是柔弱的，总有躲不过的生理"黑暗时刻"。这是一本关于女人的书，但建议男人，特别是已为人夫的男人，也看看，既要懂她的心，更要懂她的身，才能真正做到互相理解包容，百般呵护。

邰颖波

中国医师协会健康传播工作委员会副秘书长

每一位女性都应该有一位妇科医生朋友，这样她就可以更好地了解自己的身体，尽早掌握与"大姨妈"的相处之道，毕竟月经要伴随女性度过生命中最重要的一段岁月。每一位男性都应该有一位妇科医生朋友，这样他就可以知道女朋友／老婆的"狮吼症"，不是她想发脾气，而是由于经前期综合征作祟。付虹医生带来的新书，就是这位随时随地可以交流的妇科医生好朋友。关于月经，你想知道的都在这里。

尚书

《我是演说家》全国六强选手，CCTV12《夕阳红健康全知道》主持人

从小到大，我们听了太多故事，有童话，有神话。不是每个道理都能写出故事，也不是每个故事都能帮你活得更好。但，月经的故事是个例外。

孙旖

妇产科主治医师，健康类自媒体"Jojo 医生"创办者

月经对女生来说不陌生，但是不少人月经期会出现这样那样的问题，该如何处理月经期腰酸腹痛、月经不调等问题呢？在付虹医生的新书里你会找到答案。推荐给每个姐妹，居家必备的科普读物。

谭先杰
北京协和医院妇产科主任医师，教授，博士研究生导师

月经是女性的生理现象，是女性每个月特有的经历——身体的某个部位会出血，持续 3~7 天，周而复始。月经与人类繁衍密切相关，通俗地说，月经是传宗接代暂时失败的结果——如果有受精卵前来定居并发育成胎儿，月经会自然停止数个月。极端地说，如果一个女人能生儿育女，而且月经正常，那么她的健康状态通常不会很差。反之，如果一个女性的身心出现健康问题，比如经历疾病、战争、饥荒、家庭和工作压力、亲人病故、感情变故等，第一个出现的症状可能就是月经发生改变，月经推迟甚至停止。因此，通过月经情况可以初步判断女性的身体情况，就像通过大气环流变化来进行天气预报一样。

月经的几大要素是周期性、持续天数和出血量，任何一个要素出现问题，就可能提示女性体内潜藏着某种疾病，通常是妇科疾病。因此，通过对月经

要素变化的认识和关注，女性就可以及早发现身体的异常，早就诊，早得到诊治。

付虹大夫热衷于女性健康科普，在新媒体平台开展了大量的科普工作，这本书正是她长期科普工作的小结。全书以问答形式，围绕月经讨论相关的妇科疾病。这些问题不是作者闭门造车设定的，而是她从实际科普工作中提炼出来的高频率出现问题，其解答更具有实用性和指导性。

祝贺付虹大夫出版这样一本很有价值的健康科普书。之所以答应给付虹大夫的书作序，是因为我在科普方面也做了一些工作。我撰写出版的《子宫情事》入选了科技部全国优秀科普作品，《10 天，让你避开宫颈癌》获得了中国科普作家协会优秀科普作品金奖。殊途同归，作为在健康科普之路上一起前行的同行，我愿意推荐这本书，它会让您认识自己，了解与月经相关的问题，从而拥有健康和美丽。

推荐序二
日拱一卒的"通透"

刘哲峰

中国医师协会健康传播工作委员会常务副主委

海南博鳌乐城国际医疗旅游先行区管理局副局长

这是为付虹医生的第二本书作序，能得到这份信任，何其荣幸！付虹女士作为一名基层医生，顶着巨大工作压力，还能够笔耕不辍，可喜可贺！2020 年 9 月 25 日，由付虹医生联合发起的医生品牌学组主办的"5G 时代的医生品牌论坛暨首届互联网 + 医疗达人汇"召开，我把自己在大会上发言的大意整理了一下，引以为序。

有人问我，鼓励普通医生成为所谓"大 V"的理由是什么？其实我最"朴素"的本意是希望能够帮助医生提高收入。医生这个职业不仅平时工作辛苦，并且基层医生收入普遍不高。如果医生有机会成为大 V，有途径给公众做医学科普，并且运用自己丰富的学识经验，通过写文章的方式赚取稿费实现知识变现，这对医生和大众来说都是好事。"崇高"一点的本意就是希望用科普解决"医防协同"的问题、医患不信任的问题、信息不对称的问题、医患信任和温润医患关系的问题。

另外，我想反问大家："网红医生"能够红多久？大∨又能有多大？其实我不喜欢网红这个词，相对而言"达人"这个词更合适。所谓"达则兼济天下"。说到"达"，与各位医生分享我的理解："达"是一种通透。做人、做医生、做达人，都要通透。什么是通透？比如一摊污水，冒着泡沫、漂着油腻，看上去深不可测，一脚踩上去，没了你的鞋底。而一池清潭，阳光直达、清澈见底，但却深不可测——这才叫通透。

以我们熟悉的人物为例：江苏通大附院的施琳玲就通透，她是"温暖"的通透，是拥有一颗医心的传播者，心怀天下，想的是天下医患的疾苦；北京协和的谭先杰主任也很通透，他每一句话、每一个笑容，就像一个大男孩，他是"有趣"的通透；北京朝阳医院的陶勇医生，他是"干净"的通透，我想很多人跟我有一样的感受，我们看到陶勇医生的那张脸，第一反应就是"啊！好干净的一张脸"，所谓相由心生；深圳北大医院妇产科刘淼医生，虽然他写有点"污"的科普，但"思无邪"，这是一种"智慧"的通透；还有"医路向前巍子"，一个名不见经传的密云区人民医院急诊科医生，有一种"善良"的通透，作为一个每日接诊上百位患者的急诊医生，他常为患者哭，落下焦急、感动或无奈的泪水。付虹医生也有一种通透，那是一种不喊大口号、不讲大道理、日拱一卒、不温不火、不追求眼球、不哗众取宠地老老实实写文章、勤勤恳恳做科普的"朴实"的通透。

当然我也想借着这次机会，给各位医疗达人两个警示。第一个警示，不要被流量裹挟。我发现一些妇产科医生会做一些"为爱鼓掌"的成人话题科普，这当然没问题。但是你发现这些内容流量和点击量大，粉丝增长速度快，你就不由自主地往那个方向走，用一些大胆话语和器官图片。我们不能忽视网络上还有很多懵懂的青少年，这些对他们来说可能产生误导效果。

第二个警示，做科普千万别轻易跨界。以为自己是全能，什么都懂，涉及一些自己不熟悉的领域，这样很容易遭到同行对你的批评，也可能会误导公众。所以我们做科普一定要严谨，经得起同行的评议，经得起科学的检验。所以，我提醒各位立志做科普的医疗达人，一方面，我们要坚持科普的严谨性，与谣言做斗争；另一方面，还要抵制内心的欲望，在人格上立得住，同时要经得起互联网和时间的考验。

目录

1 月晕：月经不调

2 月弦：月经和妇科疾病

3 月霁：月经和怀孕

4 月阑：月经和人工流产

1

月晕：
月经不调

我的月经正常吗 ❓

年轻女孩

　　医生您好，我总是轻度痛经，月经血颜色暗，有时还会有血块，小腹常有下坠感，而且月经期间经常拉肚子。我问过室友，她从来不这样。我担心自己是不是得了什么病，需不需要去医院检查？

付虹医生

　　姑娘你好，不用担心，你描述的这些症状都是正常的月经表现。月经血一般都是暗红色的，月经出现小的血凝块也是正常的，如果出现大量血凝块就要考虑是不是月经过多了。

　　来月经的时候，有的女性会出现下腹腰骶部下坠不适或子宫收缩痛，并出现腹泻等胃肠功能紊乱症状，少数女性经期还会有头痛及轻度神经系统不稳定的症状，这些都是经期盆腔器官充血和月经血中含有的前列腺素造成的。

　　如果来月经的时候，上述症状反应轻微，就无须治疗。

**年轻
女孩**

我的月经不规律，每次都提前 5 天，比如上个月 30 号来"大姨妈"，这个月 25 号就来了，下个月 20 号就会来。这正常吗？

正常。在大多数女性朋友的心目中，只有 28~30 天来一次的月经才是正常的，但是依照正常的月经周期，21~35 天来一次月经都属于正常范围。

**付虹
医生**

◯ 知识延伸

为什么女人要来月经?

育龄女性每隔一个月左右,子宫内膜会发生一次自主增厚、血管增生、腺体生长分泌、子宫内膜崩溃脱落,并伴随出血。这种周期性阴道排血或子宫出血现象,就是月经。

不只是育龄女性,黑猩猩、刺毛鼠、牛、马、骆驼、猪、羊等动物的雌性也会来月经。

月经是子宫内膜周期性脱落所致,子宫内膜待得好好的,为什么会脱落?

子宫内膜在卵巢分泌的雌、孕激素影响下,会出现周期性变化。

增殖期:月经出血的第 5 天,雌激素开启子宫内膜表皮修复模式。周期第 10~14 天,内膜已筑起高台,腺体与间质明显增殖,核分裂明显,腺体迂曲,腺上皮呈高柱状等。

分泌期:排卵是分泌期开始的标志,黄体形成后,在孕激素的作用下,内膜呈现分泌期的改变。

分泌期子宫内膜的生理变化是在增殖期的基础上孕激素作用的结果,孕激素的主要作用有:下调雌激素受体,使雌激素作用减弱;使雌激素代谢加速,子宫内膜局部雌激素水平下降;子宫内膜间质细胞发生蜕膜化改变,腺上皮出现分泌变化。

排卵后 1~5 天为分泌早期,子宫内膜继续垒墙般增厚,腺体愈发增大、弯曲;排卵后 5~10 天为分泌中期,此期子宫内膜出现高度分泌活动，先前的弯曲与扩张达到高峰，子宫内膜的厚度增加，内膜厚且松软，此时正是受精卵着床的好时期（窗口期）。

如果精卵未相遇、卵子小姐未受精，排卵后 12~14 天，黄体衰退，雌、孕激素水平下降，失去了激素的支持，子宫内膜厚度也随之下降，腺体分泌耗竭，间质内白细胞乘虚而入，螺旋动脉受压，血管内血流不畅。

在月经开始前 4~24 小时，内膜螺旋小动脉出现局部痉挛收缩，痉挛远端的内膜因缺血而坏死，血管壁通透性增加，继而血管扩张，血液从断裂的血管流出。

简单而言，雌激素让子宫内膜增厚，排卵后孕激素将增厚的增殖期内膜转化为分泌期内膜，雌、孕激素撤离，子宫内膜崩盘，月经血来临。

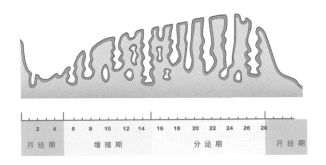

子宫内膜不同时期的厚度和状态

"谁能烘干我这颗潮湿的心，给我一点安慰一点叮咛？"盼而未得的子宫内膜就这样发出了无声的哭泣。

从整体来说，子宫内膜分为两部分，即功能层和基底层。所以各位女性不用担心，月经期脱落的子宫内膜只限于功能层，基底层是不会脱落的。从月经周期的第 3~4 天起，基底层上皮又尽职尽责地开启新一轮的再生模式，修复创面，经血即停止。

月经初潮是青春期发育初步成熟的标志。世界卫生组织（WHO）规定青春期为 10~19 岁。女性第一次月经来潮称为月经初潮，为青春期的重要标志。

月经初潮提示卵巢产生的雌激素足以刺激子宫内膜生长增殖，雌激素达到一定水平且有明显波动时，子宫内膜就脱落而出现月经。

不过正值青涩的青春期，此时中枢对雌激素的正反馈机制尚未成熟，即使卵泡发育成熟也不能排卵，故月经周期通常不规律。经过 5~7 年建立规律的周期性排卵后，小女生的月经才逐渐趋于正常。

月经的周期怎么计算？

我们把月经出血的第一天称为月经周期的开始，两次月经第一天的间隔时间称为一个月经周期。一般为 21~35 天，平均 28 天。每次月经持续时间称为经期，一般为 2~7 天，平均 4~6 天。

比如在一个月有 30 天的情况下，您上次来月经的第一天为上个月的 1 号，这一次来月经的第一天是本月的 1 号，那么您的月经周期就是 30 天。如果您上次来月经的第一天为本月的 1 号，这一次来月经的第一天是本月的 28 号，那么您的月经周期就是 27 天。

有的女性朋友会抱怨：自己的月经不规律，每次经期都提前 5 天，也就是这个月 30 号来月经，下个月就会 25 号来月经，再下个月就会 20 号来月经。

我们可以计算出这位女性朋友的月经周期为 25 天。

在大多数女性朋友的心目中，只有 28~30 天来一次月经才正常。但从医学来看，21~35 天来一次月经都属于正常范围。

我们这位 25 天来一次月经的女性朋友的月经周期也属于正常的周期。国外的大样本研究调查结果显示，28 天来一次月经的比例只占育龄期女性的 10%。

月经期间应该注意什么？

1 注意休息，保证充足睡眠，不熬夜；保持情绪舒畅，不生气，不为别人的错误惩罚自己。

2 经期更要保持良好的卫生习惯，保持外阴清洁，防止致病菌入侵；选择质量合格、质地柔软、色淡、无菌的卫生巾；2~3 小时换一次卫生巾，量多时勤换；大小便后用卫生纸从前向后揩拭，以防污染私处；每晚可用温水冲洗外阴，或者直接淋浴，禁止盆浴。

3　注意营养，避免吃生冷及刺激性食物；多吃富含纤维素及易消化的食物；多吃新鲜的富含维生素的水果和蔬菜；不宜吃得过饱；多饮水，保持大便通畅。

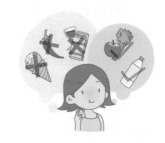

4　避免劳累，应坚持劳逸结合。可从事力所能及的适当活动，如慢跑、散步等，促进血液循环和月经通畅；但是，应避免剧烈运动，比如跳高、跳远、赛跑、投掷、踢足球等运动可能会诱发或加重月经期间的全身不适，甚至引起痛经和月经失调；经期宫口微开，此时游泳也不适宜；严重痛经、月经过多及有生殖器官炎症的，经期应暂停体育运动。

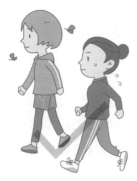

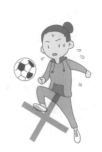

5 不合理膳食，酗酒、吸烟、吸毒、性关系混乱或不洁的性生活等，不仅危害身体健康，也可造成月经异常，必须戒除。

6 如果不是急性疾病，月经期间可暂停用药，尤其是不能进行阴道冲洗及阴道内上药，以防引起宫腔内感染。

7 防止医源性子宫内膜种植——经期或刮宫术后不宜做盆腔检查，确有必要时动作要轻；取放宫内节育器、输卵管通畅实验等，应在月经干净后 3~7 日进行。

8 如果出现月经过多、月经不规则、痛经和闭经等情形应及时就医，切忌自行用药。

9 不建议月经期间仍行房事。

● **名词解释**

腰骶部：指臀部上缘水平面的脊椎，以及下辖的所有脊椎骨。

子宫内膜：指构成哺乳类子宫内壁的一层。子宫是有腔壁厚的肌性器官，分为子宫体和子宫颈。子宫体由三层组织构成，由内向外分为子宫内膜层、肌层和浆膜层。

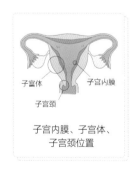

子宫体　　子宫内膜

子宫颈

子宫内膜、子宫体、子宫颈位置

胃肠功能紊乱：又称胃肠神经官能症，是一组胃肠综合征的总称，精神因素为本病的主要诱因。

盆腔器官：主要指子宫、卵巢和输卵管。

前列腺素：是人体各个器官都可以分泌的生物活性物质，人们最开始是从精液里面发现它并提取出来的，所以叫前列腺素。但其实它并不是前列腺特有的产物。它是一类具有调节血压和各个系统器官功能的生物活性物质。

纤维蛋白：一类主要的不溶于水的蛋白质，多存在于血液中。纤维蛋白结合紧密，并为单个细胞或整个生物体提供机械强度，起着保护或结构上的作用。

受体：任何能够同激素、神经递质、药物或细胞内信号分子结合，并引起细胞功能变化的生物大分子。

谣言清扫

谣言：月经周期是 28 天。

真相：28 天为平均天数。21 ~ 35 天来一次月经都属于正常范围。

谣言：月经血是身体排出的毒。

真相：月经血是子宫内膜周期性脱落伴随的出血，跟排毒无关。

痛经是不是病？该怎么办？

育龄
女性

　　医生您好，我一直有痛经的毛病，来月经的时候下腹坠痛、坠胀，还会有头痛、头晕、乏力、恶心、呕吐、腹泻、腰腿痛等不适，请问这是正常的吗？我担心自己是不是得了什么病。

　　您好，痛经即伴随月经的疼痛，在月经期或行经前后出现，是年轻女性经期常见症状之一，主要由经期盆腔充血和月经血中含有的前列腺素引起。如果您来月经的时候，症状反应轻微，不影响您的工作和学习，一般无须治疗。

　　如果出现了严重的痛经，可以口服非甾体抗炎药（NSAID），比如布洛芬、吲哚美辛，因为前列腺素在经期最初的 48 小时释放最多，所以建议在月经来潮时就马上开始服用，连服 2~3 天效果最好。口服这类药物不仅可以治疗痛经，还可以减轻恶心、呕吐、头痛、腹泻等相关的不适症状。

　　如果疼痛的程度影响到您的工作和生活，建议您还是去正规的医院检查一下，因为即使诊断为原发性痛经，也要排除器质性病变的可能。

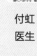

付虹
医生

○ 知识延伸

痛经分两种，测测你属于哪一种痛经？

根据有无器质性病变，痛经分为原发性痛经和继发性痛经。

原发性痛经不伴器质性疾病，占痛经的 90% 以上，这种痛经具备 4 个特点：

1　青春期多见，常在月经初潮后 1~2 年内发病。

2　疼痛多自月经来潮后开始，最早出现在经前 12 小时，以行经第 1 日疼痛最剧烈，持续 2~3 日后缓解。疼痛常呈痉挛性，通常位于下腹部耻骨上，可放射至腰骶部和大腿内侧。

3　伴有恶心、呕吐、腹泻、头晕、乏力等症状，严重时面色发白、出冷汗。

4　妇科检查无异常发现。

痛经的病因主要与行经时子宫内膜的前列腺素含量增高有关。足够的休息和睡眠，规律而适度的锻炼、戒烟，对缓解疼痛都有一定的帮助，疼痛不能忍受时可辅以药物治疗。一线药物就是布洛芬这种非甾体抗炎药，二线药物就是口服避孕药。

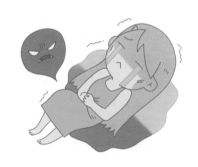

继发性痛经的首次发生经常在初潮后数年，在生育年龄阶段多见，经常与盆腔器质性疾病有关，如子宫内膜异位症、子宫腺肌症、盆腔感染、子宫内膜息肉、黏膜下肌瘤、宫腔粘连、宫内节育器等。症状因人而异，腹胀、下腹坠，牵引痛较明显。疼痛多在月经来潮前发生，月经前半期达高峰，以后减轻，直至结束。

盆腔检查以及其他辅助检查常有阳性发现，可以找出继发性痛经的原因，并针对病因进行治疗。

痛经如何治疗？

治疗痛经，可以口服非甾体抗炎药，比如布洛芬、吲哚美辛，因为前列腺素在经期最初的 48 小时释放最多，所以建议有痛经的朋友在月经来潮时就马上开始服用，连服 2~3 天效果最好。连续服药的目的，是为了纠正血中前列腺素过度合成和释放的生化失调。如果不是在前 48 小时连续给药，而是痛时给药，间断给药，就难以控制疼痛。如果开始服药后最初几个小时内仍有一定程度的疼痛，那么下个周期服药的首剂量要加倍，但维持量不变。

口服这类药物不仅可以治疗痛经，还可以减轻恶心、呕吐、头痛、腹泻等相关症状。这类药物自 20 世纪 70 年代以来就已广泛用于治疗原发性痛经，具有效果好、服用简单、副作用小的优点。

对于有避孕要求或者口服上述前列腺素合成酶抑制剂无效的女性朋友，建议您口服避孕药。避孕药不仅可以减少月经量，也可以通过抑制排卵，降低血中雌激素含量，最终达到降低血中前列腺素的水平及避孕的目的，可谓一举三得。

出现了痛经，如果疼痛的程度影响到工作和生活，我建议您还是去正规的医院检查一下，因为即使诊断为原发性痛经，也要排除器质性病变的可能，这需要医生采集完整的病史，进行详细的体格检查，必要时辅以 B 超、腹腔镜、宫腔镜等检查，排除子宫内膜异位症、子宫腺肌症、盆腔炎症等，以区别于继发性痛经。引起继发性痛经的子宫内膜异位症、子宫腺肌症、子宫内膜下肌瘤、宫腔粘连等疾病还可能影响您的怀孕，所以更需要您的重视。

除了药物治疗，还有一种治疗就是包治百病的关爱和疏解，或者说是对痛经女性朋友的"心理"治疗。首先希望女性朋友正视月经，将其看作正常的生理现象，心情舒畅地度过经期。其次痛经时可以卧床休息或热敷一下腹部，注意经期的卫生。也希望痛经女性的家人多多关心我们的女性朋友，消除她们的心理顾虑。

如何预防痛经？

1　保持心情舒畅。应该情绪稳定，避免过度悲伤、紧张、焦虑或愤怒。

2　适当注意保暖。建议不要洗冷水浴、吃冷饮，避免引起痛经、卵巢功能紊乱。

3　可以参加一般活动，但应避免重负荷体力劳动和剧烈运动，如体育比赛、长途旅行，以免引起盆腔过度充血、月经量过多、月经不调、经期延长、痛经等。

4 保持外阴清洁，注意经期卫生，禁止经期游泳。选用的卫生巾应注意生产厂家是否正规，产品是否在保质期，并每隔 2~3 小时或者依据月经量及时更换。

5 注意劳逸结合，保证充足睡眠和休息。

6 平时加强体育锻炼，增强体质。

7 注意避孕。

8 尽量避免宫腔操作。定期行妇科普查，尽早发现疾病，尽早治疗。

谣言清扫

谣言：生完孩子痛经就会好。

真相：分娩能够明显降低原发性痛经的程度，有过足月妊娠分娩史的女性，痛经发生率及严重程度明显低于无妊娠史的女性。原因是近足月时，子宫支配平滑肌细胞的肾上腺素能神经几乎全部消失，子宫去甲肾上腺素水平也相应降低，产后，这些神经末梢仅部分再生，子宫去甲肾上腺素水平无法恢复到孕前水平。

可以这样理解，掌管疼痛的"神经"和"激素"在产后绝大部分撤离了，所以痛经就缓解了。

● 名词解释

非甾体抗炎药：是一类不含有甾体结构的抗炎药，这类药物包括阿司匹林、对乙酰氨基酚、吲哚美辛、萘普生、双氯芬酸、布洛芬、尼美舒利等。该类药物具有抗炎、抗风湿、止痛、退热和抗凝血等作用，在临床上广泛用于骨关节炎、类风湿性关节炎、多种发热和各种疼痛症状的缓解。

月经量变多，含有大量的血块，是得病了吗？

> **线上问诊**

育龄
女性

医生您好，我最近月经中有不少血块，月经量也变多了，我担心自己是不是得了什么病，需要去医院做检查吗？

付虹
医生

您好，月经血中 70% 的血液来自血管出血，5% 来自细胞渗出，25% 来自静脉破裂回流。除血液外，还有子宫内膜碎片、宫颈黏液及脱落的阴道上皮细胞。月经血的主要特点是不凝固，因为月经血中含有来自子宫内膜的大量纤维蛋白溶酶。由于纤维蛋白溶酶对纤维蛋白的溶解作用，所以月经血是流动的液体，不会凝固，但在出血多的情况下也会出现血凝块。

月经中有些小血凝块是正常情况。但是子宫内膜的纤维蛋白溶酶是有限的，如果月经血过多，子宫内膜又不能及时合成足够的纤维蛋白溶酶溶解血液，那么月经血中就会出现大量的血块。出现这种情况，就属于月经过多了，您需要到医院进行妇科检查，排除疾病因素，若检查有病变，请及时配合治疗。

◯ 知识延伸

如何判断自己是不是月经过多？

　　月经量指的是一次月经的总失血量，正常月经量为 20~60 毫升，超过 80 毫升为月经过多，少于 5 毫升为月经过少。月经过多或过少都是不正常的，都需要重视并积极寻找病因，进行诊治。因为月经不是排毒，月经过多会造成贫血，所以一定要重视。

　　您可以估算一下，如果您本次的月经量能够浸湿一片日用卫生巾的大部分表面，月经量就应该大于 5 毫升了，属于正常的月经量。

　　月经过多的特征：因为卫生巾被经血湿透，不到 3 小时就需要更换一次；夜间需更换卫生巾；流出的血块长度大于 2.5 厘米；出血持续时间超过 7 天；出现缺铁性贫血（但不贫血并不能排除属于月经过多）；月经过多对您的生活造成了影响。

　　如果您符合上面的一项，就应该考虑是不是属于月经过多了。导致月经过多的疾病不止一种，所以需要全面的体检和辅助检查，才能找到病因。

月经过多的原因是什么？ 有哪些危害？

　　病因：对于有排卵的月经，可能是子宫内膜纤溶酶活性过高或前列腺素血管舒缩因子分泌比例失调所致，也可能与分泌期晚期子宫内膜雌激素受体（ER）、孕激素受体（PR）高于正常值有关。

您可以这样理解，管控月经血的开关失灵或者失度，导致月经过多。

危害：会导致不易受孕、缺铁性贫血、失血性休克等。

导致月经过多的几种常见疾病

1 子宫内膜息肉

表现为突出于子宫内膜表面、突向宫腔的有蒂或无蒂、单发或多发的结节状赘生物，是子宫内膜基底层的局限性增生。

中年后、肥胖、高血压、使用他莫昔芬的女性容易出现此症。70%~90% 的子宫内膜息肉有月经间期出血、月经过多、不规则出血、不孕的症状。

子宫内膜息肉通常可经盆腔超声检查发现，最佳检查时间为月经周期第 10 天之前，确诊需要宫腔镜下摘除组织，并做病理检查。

2 子宫腺肌症

当子宫内膜腺体侵入子宫肌层时，称子宫腺肌症。此病多发生于 30~50 岁经产妇群体，约 15% 同时合并子宫内膜异位症，约半数合并子宫肌瘤。

子宫腺肌症的主要表现为月经过多、经期延长和逐渐加重的进行性痛经，疼痛位于下腹正中，常于经前 1 周开始，直至月经结束。部分患者可有经间期出血、不孕。可根据典型症状及体征，血CA125水平增高及盆腔超声做出初步诊断。确诊需经病理检查。

3　子宫肌瘤

这是女性生殖器中最常见的良性肿瘤，由平滑肌及结缔组织组成，常见于 30~50 岁女性。

子宫肌瘤可无症状，月经量增多及经期延长是子宫肌瘤最常见的症状。通常可经盆腔超声、宫腔镜检查发现，确诊可通过术后病理检查。

4　全身性凝血机制异常

包括再生障碍性贫血、各类型白血病、各种凝血因子异常、各种原因造成的血小板减少等全身性凝血机制异常。

月经过多的女性中约有 13% 有全身性凝血异常。凝血功能异常的表现除月经过多外，也可有月经间期出血和经期延长等。有些育龄期女性由于血栓性疾病、肾透析或放置心脏支架后必须终身进行抗凝治疗，可能导致月经过多。

5　子宫内膜局部异常

月经过多发生在有规律且有排卵的周期，排查未发现其他原因可解释时，考虑为子宫内膜局部异常所致。

症状如仅是月经过多，可能是调节子宫内膜局部凝血纤溶功能的机制异常；如仅表现为月经间期出血或经期延长，可能是子宫内膜修复的分子机制异常，包括子宫内膜炎症、感染、炎性反应异常或子宫内膜血管生成异常。

6 医源性月经不调

指使用性激素、放置宫内节育器或服用可能含雌激素的中成药保健品等引起的月经过多或者不调。

放置避孕环引起经期延长，可能与局部前列腺素生成过多或纤溶亢进有关，治疗首选抗纤溶药。使用利福平、抗惊厥药及抗生素等，也可引起月经不调。

月经量多如何治疗？

对于月经过多，我们的妇科医生首先会详细地询问您月经多的时间、病程的经过以及以往治疗的经过等，除此以外，还需要了解您的年龄、月经史、婚育史和避孕措施，近期是否服用干扰排卵的药物或抗凝药物等，是否存在会导致月经不调的全身或生殖系统相关疾病，如肝病、血液病、糖尿病、甲状腺功能亢进症或减退症等。

问完病史，需要全面地查体，对于有性生活史的女性需要妇科、宫颈 TCT（薄层液基细胞学检查）等检查，其他的辅助检查如下：

　　全血细胞检查：确定有无贫血及血小板减少。

　　凝血功能检查：排除凝血和出血功能障碍性疾病。

3　尿妊娠试验或血 HCG（人绒毛促性腺激素）检测：有性生活史者，应排除妊娠及妊娠相关疾病。

4　盆腔超声：了解子宫内膜厚度及回声，以明确有无宫腔占位病变及其他生殖道器质性病变等。

5　基础体温测定（BBT）：不仅有助于判断有无排卵，还可提示黄体功能不足（体温升高日数 ≤ 11 日）、子宫内膜不规则脱落。基础体温呈单相型，提示无排卵。

6　血清性激素测定：下次月经来临前的 5~9 天抽血测定孕酮水平，可确定有无排卵及黄体功能是否正常。测定血睾酮、催乳素及甲状腺功能以排除其他内分泌疾病。

7　对于有性生活史患者的大量出血或者反复出血，药物治疗无效的，还需要诊断性刮宫术或宫腔镜检查，刮宫术可以在快速止血的同时，诊刮出子宫内膜，送病理明确诊断。在宫腔镜的直视下，选择病变区进行活检，可判断各种宫腔病变，如子宫内膜息肉、子宫内膜下肌瘤、子宫内膜癌等。

如果月经周期规则、经期正常，但经量增多大于 80 毫升，妇科检查需要排除有无引起月经过多的生殖器官器质性病变。如子宫内膜活检显示分泌反应，无特殊病变，血清基础性激素测定结果正常，即可做出诊断。

诊断过程中应该注意除外子宫肌瘤、子宫腺肌症、子宫内膜癌等器质性疾病和多囊卵巢综合征等妇科内分泌疾病。

还应细致检查子宫出血多的原因。在新的国际妇产科协会（FIGO）分期中，导致子宫出血多的疾病包括：息肉（P）、子宫肌腺症（A）、平滑肌瘤（L）、恶性肿瘤（M）、凝血病（C）、卵巢功能失调（O）、子宫内膜增殖（E）、医源性（I），以及还没有分类的所有其他因素（N）。

需要鉴别的疾病如下：无排卵出血，多囊卵巢综合征，甲状腺疾病，血小板功能障碍，血小板减少症，凝血因子缺失，流产，宫外孕，妊娠滋养细胞疾病，宫颈类、子宫内膜类感染，肌瘤，宫内节育器，息肉，癌症等。

我们可根据女性是否已经结婚和子宫的大小来选择治疗方法。子宫大小超过妊娠10~12周大小的女性，可能不适合使用"曼月乐"节育器或某些类型的子宫内膜去除术；治疗方法的选择也受到症状的严重与否以及患者的教育水平和就业状况的影响。

排除器质性疾病后，对于原发于子宫内膜局部异常的月经过多，建议首选药物治疗，推荐的药物治疗顺序为：

1　左炔诺孕酮宫内缓释系统（LNG-IUS，曼月乐）：适合于1年以上无生育要求者；含有左炔诺孕酮的宫内缓释系统是一种聚乙烯T型体，有效期内平均每24小时从储药部分释放约14微克左炔诺孕酮至环表面。

它可以使子宫内膜萎缩，以此减少月经出血量。在最初的应用阶段，它可以引起子宫内膜点滴出血，这是因为子宫内膜在变薄的过程中具有不稳定性。20%~30%女性在持续应用过程中会闭经。

2　氨甲环酸抗纤溶治疗或非甾体类抗炎药，可用于不愿或不能使用性激素治疗或想尽快妊娠者。作为一种抗纤溶药物，氨甲环酸少有副作用，也不是激素类药物，所以可以用于想要妊娠的患者。

常用的有效剂量为 1 克，每日应用 3~4 次，可以使月经出血量减少 54%。也可应用酚磺乙胺、维生素 K 等。

3　复方口服避孕药（COC）：可以抑制子宫内膜增生，使内膜变薄，进而减少出血量。COC 同时可以保护子宫内膜，预防子宫内膜癌，并预防卵巢癌。但是对于年龄超过 35 岁的吸烟女性，有合并心血管疾病的风险因素，对肥胖和患有高血压病的女性，其应用风险超过益处。

4　其他孕激素：对于无排卵女性，通过月经后期应用孕激素（应用时间为月经来临后的第 16~25 天）能帮助协调规律的子宫内膜脱落。

但是对排卵性月经量过多的女性，在月经第 15/19 天 ~26 天，与其他药物治疗方法（达那唑、氨甲环酸、非甾体类抗炎药、宫内节育器）相比，应用孕激素并无优势。此时延长用药天数，应用孕激素治疗 21 天就能显著减少月经血量，这种孕激素方案对月经量过多起短期治疗作用。

孕激素内膜萎缩疗法，就是使用高效合成孕激素导致内膜萎缩，达到止血和调经的目的。比如服用炔诺酮 5 毫克，每日 3 次，从月经周期第 5 天开始，连续服用 21 天。

5　手术治疗：刮宫术仅用于紧急止血及病理检查。对于无生育要求者，可以考虑保守性手术，如子宫内膜切除术、子宫内膜消融术。

子宫动脉栓塞术是通过微粒子将双侧子宫动脉完全堵塞。这是治疗无生育要求女性月经量多及其他子宫肌瘤相关症状的一种安全有效的方法。

6　子宫切除：子宫切除在习惯上被认为是严重经期出血最后的外科治疗，一般不采用。

测测你是哪种月经不调

1　血热证

月经先期，也就是月经周期小于 21 天，经期延长，崩中漏下，孕后胎漏下血或胎动不安，甚或胎死腹中，堕胎小产，产后恶露过期不止等。

面赤或颧红、唇红，发热躁扰，口干，出血，舌红，苔黄，脉滑或细数。

饮食宜清淡、凉润，忌食辛辣温燥动火之食品，避免伤阴助火动血，少食肥甘厚腻之品，以免助热留邪。

2　血寒证

症状和血热证相对应，表现为月经滞后，就是月经周期大于 35 天，经量少，经色黯，有血块，经行不畅甚或闭经，经来小腹冷痛，婚后不孕，产后腹痛、身痛等。

面色青白，形寒肢冷，腹痛喜暖，小便清长，大便不实，舌黯，苔白，脉沉紧或沉涩。

宜多食辛香行散的食物，忌食冰浆瓜果生冷滋腻之品及一切酸涩之物。

3　肝气郁结证

经期推后或月经时早时迟，经量时多时少，行而不畅，经色黯红或有血块，经前乳房胀痛，小腹胀痛不舒，烦躁易怒，产后乳汁排除不畅或无乳，乳内结块疼痛等。

精神抑郁或易怒，胸闷胁胀，舌黯，脉弦。

4　气滞证

经前小腹、乳房胀痛或伴心烦易怒，肢体肿胀，经期延后，经量不多，行而不畅或伴瘀块等。胸部或胁肋胀闷疼痛，时轻时重，时作时至，舌苔或正常，脉弦。

宜多食辛香行气之物，忌食豆类如大豆、蚕豆、黄豆及豆制品等产气滞膈之物。

5　气虚证

月经驱前，经血量多或月经延期不止，经色淡红而质稀，孕后胎动下坠，或妊娠后期小便不通，产时阵痛微弱，产程延长而至难产，产后自汗，恶露不绝，产后排尿困难，子宫脱垂等。

面色㿠白，头晕眼花，神疲乏力，少气懒言，自汗，舌淡白，苔薄，脉虚弱。

6　血虚证

经期错后，月经稀少，经色淡红，甚或经闭不行，经期或孕后皮肤瘾疹瘙痒，绝经前后皮肤感觉异常，妊娠期头晕心悸，胎萎不长，产后腹痛绵绵或低热，眩晕，乳汁稀少等。

面色萎黄或淡白，头晕眼花，四肢麻痹，心悸失眠，舌淡白，苔薄，脉细，气血虚弱。

宜多食健脾生血、滋补的食物，多食新鲜蔬菜水果，忌食生冷。

7 脾虚胃弱证

经行胸闷作呕，孕后恶心呕吐，乳头溢血或溢乳等。

呃逆嗳气，食少便溏，恶心呕吐，舌淡红，苔薄白，脉缓弱。

脾胃阳虚宜多食健脾利湿的食物，忌食冷浆瓜果等和滋腻伤脾之物。

小贴士 ◯ 出现了月经不调，选择正规的医院接受诊治才是正确的做法，食物不可作为治疗月经不调的主要方法！

● 名词解释

血 CA125：肿瘤标志物的一种，即糖类抗原 125，是目前世界上应用最广泛的卵巢上皮性肿瘤标志物，子宫颈腺癌、子宫内膜癌、子宫内膜异位症患者的血 CA125 水平就会升高。

月经过少的危害有哪些?

育龄
女性

医生您好,我最近月经量突然变少了,我担心自己是不是得了什么病,需要去医院做检查吗?

您好,月经过少属于异常状况,如果您只是月经过少,并没有其他症状,没有不孕、口服避孕药、人流术刮宫术病史,没有结核病史,可以到医院查个性激素,并于黄体中期测量子宫内膜厚度,如果结果都正常,而您还是在意月经量不够多,可以口服中成药增加月经量,不必过分担心。

付虹
医生

◯ 知识延伸

月经量过少的病因是什么?

月经过少的病因是卵巢雌激素分泌不足、无排卵,或手术创伤、炎症、粘连等因素导致子宫内膜对正常量的激素不反应。

卵巢一共两个,呈灰白色,分别位于子宫的两侧,育龄期的卵巢大小约为 4 厘米 × 3 厘米 × 1 厘米,别看卵巢比子宫小很多,所谓"浓缩的都是精华",卵巢还是子宫的上一级领导。

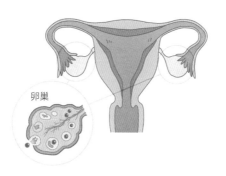

伴随着卵巢的周期性变化,子宫内膜听从卵巢的指令,也产生相应的周期性变化。在卵泡期,卵巢分泌的雌激素如同垒墙般使子宫内膜增殖改变,此时子宫内膜称为增殖期子宫内膜;排卵后,卵巢分泌孕激素和雌激素,增殖期子宫内膜发生分泌变化,此时子宫内膜称为分泌期子宫内膜。

黄体晚期，黄体萎缩，雌、孕激素分泌量减少，孕激素撤退，子宫内膜失去支持，出现坏死和剥落，表现为月经来潮，此时子宫内膜称为月经期子宫内膜。

从上面我们可以看出，如果雌激素分泌少，子宫内膜增殖期长得不够厚，月经量就会减少。如果没有排卵，就没有孕激素的产生，也就没有孕激素的撤退，子宫内膜剥脱的力度就不大，月经量自然也不多。

文献报道，多次人工流产、刮宫所致的宫腔粘连发生率高达25%~30%，已经成为月经量减少、继发不孕的主要原因。

由结核分枝杆菌引起的女性生殖器炎症，称为生殖器结核。其中的子宫内膜结核常由输卵管结核蔓延所致，晚期因子宫内膜遭遇不同程度破坏而表现为月经稀少或闭经。除了月经量减少，生殖器结核的临床表现还有不孕、下腹坠痛及发热、盗汗、乏力、食欲减退、体重减轻等全身症状。

另外，使用复方口服避孕药、情绪因素和结核病史，也会导致月经过少。

对于口服复方避孕药导致的月经减少，一般而言，只要停止口服复方避孕药，就可以恢复以往的月经量了。

对于情绪因素引起的月经少，建议避免压力过大、忧郁等不良情绪，保持乐观开朗的性格和舒畅的心情，这对月经量的恢复也有帮助。

哪些月经量少的情况需要就医?

出现下面几种情况,即使月经量没有到少于 5 毫升的程度,也需要积极就医。

如果您属于月经稀发,就是月经周期变长,或者总是不按时来,同时伴有不孕、多毛、肥胖、痤疮等情况,需要排除多囊卵巢综合征。

如果您的经量在人流术、刮宫术后明显减少,甚至出现不孕的情况,建议排查有无宫腔粘连。

如果您的月经稀发、月经过少,甚至闭经,同时伴有泌乳现象,需要检查有无高催乳素血症。

当出现原发不孕、月经稀发或闭经,未婚女性有低热、盗汗、盆腔炎症或腹腔积液,既往有结核病接触史或本人曾患肺结核、胸膜炎、肠结核时,均应考虑有生殖器结核的可能。

如果月经量减少的同时,易激动、烦躁、失眠、心悸、乏力、怕热、多汗、消瘦、食欲亢进、大便次数增多或腹泻,应该排查无甲亢。

月经过少或者减少需要做哪些检查?

1 宫腔镜

对于人工流产、刮宫术后出现的月经明显减少,尤其伴发痛经时,建议使用宫腔镜检查有无宫腔粘连。

如果在宫腔镜下发现粘连，对于有生育要求的女性朋友，可以同时做宫腔镜下宫腔粘连分解术，术后短期放置宫内节育器和口服大剂量雌激素等药物，帮助子宫内膜的生长，避免再次粘连。

宫腔镜下的活检如果提示子宫内膜结核，需要抗结核治疗。

2 抽血化验性激素、甲功（甲状腺功能），监测基础体温

因为无排卵等疾病也可导致月经过少，建议月经经期第 2~4 天空腹抽血查性激素、甲功，距下次月经来临前 5~9 天抽血查雌二醇（E2）、孕酮，或者监测基础体温看有无排卵和黄体功能如何。如果没有排卵，对于有生育要求的女性，需要促排卵治疗；对于无生育要求者，需要在月经的后半周期口服天然的孕激素治疗，以保护子宫内膜。

3 B超

大量的研究发现，卵泡发育成熟日，经阴道超声监测子宫内膜厚度小于 8 毫米的女性，妊娠率会明显降低，即便能够妊娠，流产率也会明显提高。

子宫内膜如果存在先天发育异常，受到各种感染、机械损伤，或有炎症，可能会导致子宫内膜对有排卵月经周期中正常水平的性激素反应差，因而出现子宫内膜过薄或宫腔粘连，临床表现为月经过少甚至闭经、不孕、早期流产等。

对于排卵正常的女性，当优势卵泡发育成熟（直径 ≥ 18 毫米）

时，子宫内膜厚度应达到 8~16 毫米，若此时子宫内膜小于 8 毫米，则提示子宫内膜损伤，或称为薄型子宫内膜。

对于妨碍胚胎种植的这部分子宫内膜应进行预处理，使子宫内膜增加至正常厚度，将有助于提高妊娠率。

如果 B 超监测子宫内膜的厚度正常，对于单纯的月经量少，就无须治疗了，如果希望自己的月经量多一些，也可以考虑口服中药活血治疗。

● **名词解释**

基础体温：人体处在清醒而又非常安静，不受肌肉活动、精神紧张、食物及环境温度等因素影响的状态叫作"基础状态"，基础状态下的体温，就叫作"基础体温"，也叫"静息体温"，通常在早晨起床前测定。女性的基础体温随月经周期而变动，在卵泡期内体温较低，排卵日最低，排卵后升高 0.3~0.6℃。

胚胎：妊娠 10 周（受精后 8 周）内的人胎称为胚胎，是器官分化、形成的时期。至妊娠 11 周（受精第 9 周）起称为胎儿，是生长、成熟的时期。

月经总推迟，是什么情况 ?

> 线上问诊

育龄
女性

医生您好，我的月经一直不太规律，总是推迟。最近想要孩子了，我有些担心，月经推迟会不会对怀孕有影响?

您好，建议您先在家自测基础体温，或者下次月经来临前 5~9 天测定孕酮，看看有无排卵。然后到医院检查就诊。

付虹
医生

○ 知识延伸

月经稀发诊治流程

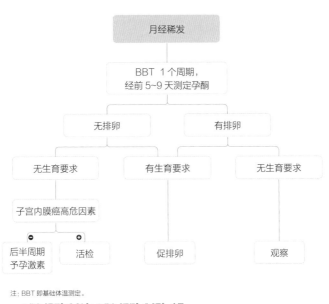

注: BBT 即基础体温测定。

　　⊕代表"异常"或"有"; ⊖代表"正常"或"无"。余同。

　　根据月经稀发的诊治流程图,我们可以看出,最初的筛查就是自己在家测量基础体温,或者下次月经来临前 5~9 天测定孕酮,看看有无排卵。(有排卵的月经才是正常的月经,没有排卵的月经就不是月经,属于异常子宫出血 [AUB],或者属于俗称的月经不调的范畴。）

其结果分为有排卵和无排卵，如果结果是有排卵，又没有生育要求，只是月经稀发，那么继续观察就可以了。

如果是有生育要求的女性，在不能如期怀上宝宝时，医生会帮助监测排卵，在有排卵障碍时帮助促排卵，以达到受孕的目的。

如果没有排卵，对于有生育要求的女性，肯定要帮助促排卵。那没有生育要求的时候，是不是就可以不管了？并非如此。因为子宫内膜长期受到雌激素的刺激而无孕激素的保护，子宫内膜容易如疯草般生长，对于有子宫内膜癌高危因素（比如肥胖、高血压、糖尿病、不孕及绝经延迟）的女性，就需要诊刮术排除有无子宫内膜器质性病变。即使没有子宫内膜癌的高危因素，也建议这部分女性在月经的后半期口服孕激素，以保护子宫内膜。

月经稀发可见于哪些疾病？

1 多囊卵巢综合征（PCOS）

多囊卵巢综合征患者因无排卵或稀发排卵，经常伴有月经紊乱，表现形式为闭经、月经稀发、功能失调性子宫出血及不孕，或闭经和功能失调性子宫出血交替出现。此外还出现多毛和痤疮。

2 卵巢早衰（POF）

发生在 40 岁之前、有持续性继发闭经的高促性腺激素卵巢功能衰竭。50% 的卵巢早衰女性表现为月经稀发或子宫不规则出血，渐至闭经；25% 的卵巢早衰女性表现为月经周期规律却突然闭经，也有患者停避孕药或分娩以后闭经。

此外，还有雌激素缺乏症状和自身免疫性疾病的表现。卵泡刺激素（FSH）大于 40IU/ 毫升，若间隔 1 个月内至少如此升高 2 次，则可确诊。

成年女性需要性激素替代治疗，由于卵巢内卵泡过早衰竭，建议利用赠卵技术体外受精或胚胎移植技术助孕；如果卵巢内仍有卵泡，可试用促排卵治疗。

3 高催乳素（PRL）血症

是指血清 PRL 水平异常升高（大于 25 微克 / 升），常导致无排卵、闭经、不孕、溢乳和性腺功能减退。高催乳素血症最常见的症状是溢乳，常伴有卵巢功能障碍，黄体功能不足，卵泡未破裂黄素化，无排卵，各种月经异常如月经稀发、月经过少甚至闭经，多毛，低雌激素症状。治疗目标是降低 PRL 水平，抑制肿瘤生长，恢复性腺功能和生育能力，以及抑制溢乳。可定期观察，进行药物治疗、手术治疗和放疗。

4 精神因素

突然或长期精神压抑、紧张、忧虑、环境改变、过度劳累、情感变化、寒冷等，均可引起神经内分泌障碍而导致月经延期，甚至闭经。这种情况在准备考试的女学生中容易出现，她们可能有体会，要考试了，高度紧张，月经就推迟了、不来了，等到考完试，心情舒缓了，月经就来了。

5 生殖器结核

由结核杆菌引起的女性生殖器炎症，称为生殖器结核。多见于20~40岁女性。临床表现为不孕，月经失调（早期因为子宫内膜充血及溃疡，可有月经过多，晚期因子宫内膜遭不同程度破坏而表现为月经稀发或闭经），下腹坠痛，若为活跃期，可有结核病的一般症状，如发热、盗汗、乏力、食欲缺乏、体重减轻等。

6 体重下降

相对来说，太瘦比太胖对月经的影响更大。因为我们的性激素来源于胆固醇，当机体太瘦处于应激状态时，将通过促肾上腺皮质激素释放激素刺激肾上腺系统，从而平衡应激系统，在临床上出现闭经、消瘦、皮肤干燥等一系列症状。一般来说，脂肪对月经的影响是非常重要的，身体脂肪含量小于 17% 就不能来月经，小于22% 就不能维持正常月经。体重过轻对月经的影响取决于促性腺激素释放激素（GnRH）受抑制的程度，由轻到重的影响是：黄体功能不足、排卵稀发、无排卵、低促性腺素性闭经。

● 名词解释

卵泡未破裂黄素化： 是指卵泡生长到一定时期并无破裂排卵，但其内部发生黄素化而引起的一系列综合征，是一种特殊类型的卵巢排卵功能障碍疾病，是引起女性不孕的常见原因之一。

促性腺激素释放激素（GnRH）： 下丘脑弓状核神经细胞分泌的一种十肽激素，直接通过垂体门脉系统输送到腺垂体，调节腺垂体激素的合成和分泌。

低促性腺素性闭经： 多因下丘脑分泌 GnRH 不足或垂体分泌促性腺激素不足而致原发性闭经。

经期延长是怎么回事？

育龄
女性

您好，我的月经周期一般为 29~30 天，经前 2~3 天出现褐色分泌物，然后开始正式出血 2 天不到，后面又开始出现褐色分泌物，持续 8 天左右。经前出血加正式行经期一共 10 天左右，有时候 11 天。请问我的月经正常吗？

付虹
医生

您好，如果经期超过 7~8 天，甚至更长时间，就属于经期过长。您的月经周期 29~30 天是正常的，但是行经期 10~11 天属于经期过长的情况。关于褐色分泌物，请您到医院进行检查。妇科查体、盆腔 B 超、宫腔镜等可检查有无器质性病变。性激素、甲状腺功能、监测排卵等可检查有无内分泌疾病比如多囊卵巢综合征、排卵障碍、黄体功能不足、黄体萎缩不全。

◯ 知识延伸

导致经期延长的原因

导致经期延长的原因很多，主要如下：第一，女性内分泌紊乱造成的经期延长，比如黄体功能不足、多囊卵巢综合征等。第二，生殖器器质性病变，包括子宫内膜息肉、黏膜下肌瘤、宫颈息肉、子宫内膜或宫颈的恶性肿瘤性疾病等。对于剖宫产术后出现的月经淋漓不尽，还要排除有无子宫瘢痕憩室。第三，全身性疾病，比如凝血功能异常、甲状腺功能异常等。

月经淋漓不净，是同房过度导致的吗？

目前还没有证据证实同房过度会导致月经淋漓。规律而有度的性生活对夫妻感情的和谐还是大有帮助的。两性的愉悦要在双方都得到尊重的基础上才能达成，女方身心的愉悦对维系正常的月经也是不可或缺的。

经期延长，需要做哪些检查？

出现经期延长或者月经淋漓不尽，您需要做以下几种检查，排查有无相关疾病。

1. 规范的查体，包括妇科检查，排除阴道、宫颈的出血。

2. 在经期的第 2~3 天空腹抽血查性激素、甲状腺功能，了解卵巢的储备功能，同时排除多囊卵巢综合征、高催乳素血症、甲亢、甲减等内分泌疾病；测定基础体温，并在下次月经来临前5~9天抽血查孕酮，看有无排卵或是否黄体功能不足；进行血常规检查，看有无贫血和感染，结合有个人或家族出血倾向的，请血液科会诊；对于有宫内环和性激素避孕史的，要关注是否为医源性经期延长。

   3   盆腔B超的检查可以初步筛查有无子宫内膜息肉、黏膜下

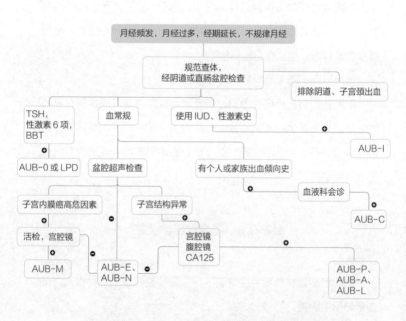

月经频发、月经过多、经期延长、不规律月经的诊断流程图

肌瘤、子宫腺肌症等器质性疾病。对于有子宫内膜癌高危因素的，包括年龄 ≥ 45 岁、持续无排卵，肥胖，或者 B 超发现宫腔内结构病变的，需要进一步做宫腔镜检查，必要时做宫腹腔镜联合检查，同时结合血清 CA125 抽血检查。

4　对于在上述检查化验中查出的疾病，对应治疗。

性激素 6 项包括卵泡刺激素、黄体生成素（LH）、催乳素、雌二醇、睾酮、孕酮；
子宫内膜癌高危因素包括年龄 ≥ 45 岁、持续无排卵、肥胖。

TSH	促甲状腺素；
BBT	基础体温测定；
IUD	宫内节育器；
AUB	异常子宫出血；
AUB-0	排卵障碍相关的 AUB ；
LPD	黄体功能不足；
AUB-I	医源性 AUB ；
AUB-C	全身凝血相关疾病所致 AUB ；
AUB-M	子宫内膜恶变和不典型增生所致 AUB ；
AUB-E	子宫内膜局部异常所致 AUB ；
AUB-N	未分类的 AUB ；
AUB-P	子宫内膜息肉所致 AUB ；
AUB-A	子宫腺肌症所致 AUB ；
AUB-L	子宫平滑肌瘤所致 AUB。

黄体萎缩不全是怎么回事?

黄体的萎缩导致雌、孕激素减少,雌、孕激素的减少导致子宫内膜失去支持,进而子宫内膜崩漏出血,即月经。

如果黄体不能彻底地萎缩呢?雌、孕激素,尤其是孕激素的分泌量就不会那么痛快地减少,就会多留一手,结果就是月经期前淋漓出血,月经期间经血淋漓不尽,不能痛快地如期结束。

这种月经不调就属于黄体萎缩不全,就是月经周期有排卵,黄体发育良好但萎缩时间过长,导致子宫内膜不规则脱落。

如何确诊黄体萎缩不全?单凭月经的表现可以确诊吗?

不可以!黄体萎缩不全除了临床表现为经期延长,还有基础体温双相,但下降缓慢。在月经第 5~6 日行诊断性刮宫,病理检查见到呈分泌反应的子宫内膜,才可以作为确诊依据。

黄体萎缩不全如何治疗?

1 下次月经来临前 10~14 日开始,每日口服孕激素,连服 10 天。温馨提示:如果是打算要宝宝的女性朋友,一定要口服天然的孕激素!可以使黄体及时萎缩。

2 无生育要求者可以口服复方短效口服避孕药,不仅控制了月经周期,还抑制了排卵,以达到避孕的目的。

月经星星点点，是要绝经吗

> 线上问诊

中年
女性

您好，我今年45岁，这次月经星星点点，太少了，身体没有任何不适，请问这是要绝经吗？

您好，只出现一次月经减少，不能算是绝经的征兆。建议您首先进行尿妊娠试验，排除怀孕，然后再观察后续的月经情况，以及有无潮热、出汗、情绪不稳等血管舒缩障碍和神经精神症状等围绝经期[1]表现。也可以同时查一下性激素，根据结果判断卵巢的储备功能如何，是否要绝经。

付虹
医生

---

[1] 围绝经期是指妇女绝经前后的一段时期（从45岁左右开始至停经后12个月内）。

月经减少，是不是绝经的征兆呢？

绝经其实是一个回顾性诊断，几个月不来月经就能诊断为绝经，2个月，4个月，还是9个月？正规的判断是，只有1年不来月经才能诊断为绝经。

那种闭经的日子还不到1年，但是出现月经紊乱、潮热、出汗、情绪不稳等血管舒缩障碍和神经精神症状的情况，算什么呢？这种情况是绝经过渡期或者围绝经期。

围绝经期的女性，如果月经越来越迟，或者月经量明显减少，就是绝经的征兆。10个月之内如果有两次连续两个月月经周期缩短或延长超过7天，就可以说明进入围绝经期。

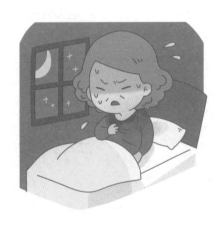

因此，各位女性朋友可以观察一下自己的月经周期，如果总提前或错后超过 7 天，就可能快进入绝经期了。

另外，潮热、出汗，特别是凌晨被热醒，也都是绝经的征兆。

围绝经期月经会发生哪些变化？

1 月经周期紊乱：月经周期间隔时间延长，由原来正常的每月来 1 次月经，变为 2~3 个月或更长时间月经来潮 1 次，但也有女性表现为月经周期缩短。之后，月经间隔逐渐延长至 4~5 个月或半年才行经 1 次，最后完全停止。

2 月经量改变：部分更年期女性表现为月经量减少，但另一部分女性表现为停经一段时间后，发生子宫出血，持续 2~3 周。血量多少和持续时间长短，与雌激素作用持续时间及撤退速度有关。

3 月经经期异常：从正常的月经周期变为不定期的子宫出血。有时经期延长或变为持续性出血，淋漓不断，1~2 个月不止。有时子宫也会出现大量出血，患者可发生贫血、面色萎黄、全身乏力、心慌、气短，严重者血红蛋白明显降低，甚至出现贫血。也有的患者会出现反复子宫出血。

4 突然绝经：没有一点防备，也没有一丝顾虑，月经就出现在青春期女性的世界里。同样，对于部分女性，月经也是在不知不觉中悄悄地消失，剩下的只有回忆和多余的卫生巾。少数女性过去月经周期及经期一直正常，后来月经却戛然而止，出现绝经。当然绝经的诊断通常要事后回顾才能确定，无月经的情况至少持续 12 个月才能确诊。

有什么办法延迟绝经？

时光一去不复返，卵巢的功能一旦衰竭，回天无力，目前的医疗水平并不能使它起死回生。但是，绝经激素疗法不仅能减少不适症状并增加骨密度，还可以减少该年龄段女性患心脏病的风险。绝经早期的女性应用激素替代，还可以降低发生阿尔茨海默病的风险。这种治疗方法建议至少使用到平均绝经年龄。

对于伴有焦虑的处于早期绝经过渡期以及围绝经期的妇女，绝经激素疗法可以改善情绪。

说到绝经激素疗法，虽然好处多多，但也不是想用就能用的。和健康饮食、运动、戒烟、适量饮酒一样，作为维护女性健康整体策略的一个重要部分，我国 2012 年版《绝经期管理与激素补充治疗临床应用指南》中明确指出：出现潮热、盗汗等血管舒缩症状，阴道干燥、性交疼痛等泌尿生殖道萎缩症状，以及低骨量及骨质疏松的人群，建议使用激素补充治疗（HRT）。

符合适应证，您就可以使用激素治疗了吗？还不行，对于绝经激素治疗，《指南》也明确规定了药物的禁忌证：

已知或可疑妊娠；原因不明的阴道出血；已知或可疑患有乳腺癌；已知或可疑患有性激素依赖性恶性肿瘤；患有活动性静脉或动脉血栓栓塞性疾病（最近 6 个月内）；严重的肝、肾功能障碍；血卟啉症、耳硬化症；已知患有脑膜瘤（禁用孕激素）。

有以上情况的女性就不能使用激素治疗。

激素补充治疗的常用方法：

1. 单用孕激素：周期使用，用于绝经过渡期，调整卵巢功能衰退过程中出现的月经问题。

2. 单用雌激素：适用于已切除子宫的妇女。

3. 联合用药：适用于有完整子宫的妇女。

① 序贯联合：模拟生理周期，在用雌激素的基础上，每月加用孕激素 10~14 天。又分周期性和连续性，前者每周期停用雌、孕激素 5~7 日；后者连续应用雌激素。此种方法可以让患者来月经。

② 联合并用：每日均联合应用雌、孕激素，亦可分为周期性应用（每周期停用药 5~7 日）和连续性应用（每日都用，不停顿）。

序贯用药适用于年龄较轻、处于绝经早期或愿意继续来月经的女性；连续联合的方案可避免周期性出血，适用于年龄较长或不愿意来月经的绝经后期女性，但是在实施早期，可能有难以预料的非计划性出血，通常发生在用药 6 个月以内。

绝经后期女性阴道干燥、疼痛、性交困难、尿频、尿急等生殖泌尿道萎缩的症状十分常见，阴道局部应用雌激素能明显改善这些症状。

40 岁以后的女性，如何呵护卵巢？

激素治疗只是绝经过渡期和绝经后期管理的一个组成部分，健康的生活方式在任何时候都很重要，参加任何体育活动都比久坐要好。规律运动可以降低死亡风险，尤其是由心血管疾病引起的死亡风险；经常参加运动者的身体代谢情况、平衡、肌肉力量、认知以及生活质量更好，并且心脏不良事件、卒中、骨折以及乳腺癌的发生率会显著降低。

健康的生活方式什么样？

1　动起来也要避免"受伤"，在运动中避免肌肉—关节—骨骼系统损伤。锻炼的最佳方式为每周至少 3 次，每次至少 30 分钟，强度达中等。另外，每周增加 2 次额外的抗阻力练习，会得到更多的益处。

2　不做"胖姐姐"，体重要控制。肥胖（体重指数 [BMI] 大于 25 千克 / 平方米）会对身体健康造成显著的影响，绝经后女性如果体重减轻 5%~10%，便可有效改善与肥胖相关的胰岛素抵抗引起的多种异常状况。

3　健康饮食。推荐的健康饮食基本组成包括：每日进食水果和蔬菜不少于 250 克，全谷物纤维，每周 2 次鱼类食品，低脂饮食。应限制摄入食盐（低于 6 克 / 日），女性每日摄入酒精应不超过 20 克。

4　其他：提倡戒烟，积极改进生活方式，增加社交活动和脑力活动。

保护卵巢没有灵丹妙药，遵循健康的生活方式最重要。平时作息要规律，尽量不要熬夜，提高自我保健意识；注意健康饮食，经期不要吃生冷寒凉食物，做好保暖；适量运动，不要久坐；定期体检。

想要推迟绝经期的女性，可在围绝经期进行预防，采用激素补充疗法，平稳度过绝经期。

激素也不能自行服用，待医院全面检查后，看是否有激素治疗的禁忌证，再在医生的指导下进行治疗，这样既能预防慢性疾病的发生，又能提高生活质量。

"卵巢按摩""经期保健"等都有夸大宣传的嫌疑，不要轻信。即便是手法按摩，也只是促进局部血液循环，想要达到延缓衰老、保护卵巢的作用，效果微乎其微。

对于 40 岁以上的女性朋友，一旦月经周期紊乱了，尤其是出现闭经时间过长、月经出血多或者淋漓不止等异常情况，建议您及时到妇科就诊。

在围绝经期，由于雌激素水平降低，可出现血管舒缩障碍和神经精神症状，表现为潮热、出汗、情绪不稳定、不安、抑郁或烦躁、失眠等，称为绝经综合征。如果出现上述症状，无法自行调节，也建议就医。

● 名词解释

潮热：更年期的潮热，为血管收缩功能不稳定所致，是雌激素降低的特征性症状。其特点是反复出现短暂的面部和颈部及胸部皮肤阵阵发红，伴有轰热，继之出汗，一般持续 1~3 分钟。

绝经越晚越好吗？

中年女性

医生您好，我今年 58 岁，但仍然有月经，请问这种情况是否正常？是不是我的身体出了什么毛病？

付虹医生

您好，超过 55 岁没绝经的女性是子宫内膜癌的高发人群，绝经时间越晚，女性患子宫内膜癌的机会越大。如果 55 岁以后仍不绝经，我们就考虑为晚绝经了，建议您到正规医院进行检查，排除疾病情况。同时，如果您的月经也不规律，则需要定期去医院做 B 超检查内膜。

围绝经期月经异常是怎么回事？

月经异常的专业术语叫作异常子宫出血（Abnormal Uterine Bleeding，AUB），其定义是：超出正常的月经量、持续时间、规律性或频率的出血。

对于围绝经期女性的 AUB，排卵功能障碍是最常见的原因，国际妇产科协会将 AUB 病因分为两大类，9 个类型，按英文首字母缩写为"PALM-COEIN"；"PALM"具体为：子宫内膜息肉（Polyp）所致 AUB（简称 AUB-P）、子宫腺肌病（Adenomyosis）所致 AUB（简称 AUB-A）、子宫平滑肌瘤（Leiomyoma）所致 AUB（简称 AUB-L）、子宫内膜恶变和不典型增生（Malignancy and Hyperplasia）所致 AUB（简称 AUB-M）。"COEIN"具体为：全身凝血相关疾病（Coagulopathy）所致 AUB（简称 AUB-C）、排卵障碍（Ovulatory dysfunction）相关的 AUB（简称 AUB-O）、子宫内膜局部异常（Endometrial）所致 AUB（简称 AUB-E）、医源性（Iatrogenic）AUB（简称 AUB-I）、未分类（Not yet classified）的 AUB（简称 AUB-N）。

针对围绝经期 AUB 的诊断，医生首先会对患者进行详细的病史询问和体格检查，随后进行适当的实验室检查和影像学检查。

其中一般评估包括出血史及出血模式检查、全身查体、妇科检查。实验室检查包括血常规、甲状腺功能、HCG、凝血功能的检查，

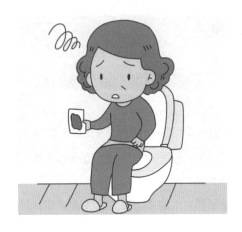

而明确排卵情况、评估盆腔器官及子宫内膜需要经阴道超声检查，必要时还要进行子宫内膜活检、宫腔镜检查。

长期无排卵可能是子宫内膜病变的诱发因素，特别在围绝经期，长期无孕激素保护可能会引起子宫内膜病变，当疑有子宫内膜病变时，可行诊刮术，首选宫腔镜下诊刮术。

对于55岁以后来的月经，也有可能只是您自认为的月经，经过我们医生的分析，您可能属于绝经后的异常出血。

典型的绝经后出血，也就是绝经1年以后自发性的出血，被形象地称为"倒开花"，女性朋友还会错误地认为自己焕发了"第二春"，事实上这种出血绝不是一件好事，其最常见原因是生殖道萎缩（44.5%~59.0%）、子宫内膜息肉（9.2%~12.0%）、子宫内膜增生（2.0%~9.9%）和子宫内膜癌(5.0%~10.0%)。其他要考虑的原因包括：外阴、阴道、子宫颈的损伤，子宫内膜炎和激素的影响。

对于这类出血，您更需要积极就诊，寻找病因，对应治疗。

围绝经期月经异常如何治疗？

对于围绝经期 AUB 的治疗，因其子宫内膜病变的风险显著增高，随着年龄增加，血栓形成风险显著增大。其治疗原则就是控制急性出血，调整周期，保护子宫内膜，并避免再次异常出血和重度出血。

治疗以药物治疗为主。可选择口服孕激素，放置左炔诺孕酮宫内缓释系统，各种剂量和种类的雌、孕激素联合的复方口服避孕药，以及氨甲环酸辅助治疗。

药物控制不佳或疑有结构异常时，应及时手术治疗，了解子宫内膜病理，还需要优化患者必要的避孕方案。由于年龄增长，口服避孕药应权衡利弊，注意其潜在的风险。努力减少贫血等并发症，减少输血及不必要的手术干预，提高患者的生命质量。

围绝经期月经出现哪种异常，
就需要积极就医了？

1 月经周期在 21~35 天的范围内都属于正常，当月经该来的时候没来，比如 40 多天没来月经了，您就要及时就诊。

2 月经该走的时候没走：月经经期长度一般为 3~7 天，如果超过 10 天仍然有不规则出血，您也要及时就诊。

继发性闭经，
吃什么药能让月经再来❓

＞ 线上问诊

中年
女性

医生您好，我今年46岁，已停经6个月了，吃什么药能让月经再来呢？

付虹
医生

您好，您需要到医院进行检查，排除妊娠。如果B超也无异常，既往月经30天来一次的话，就属于"继发性闭经"。后续的处理首先就是"孕激素试验"，用于评估体内雌激素水平，以确定闭经程度。同时可查性激素，评估卵巢的情况。

继发性闭经如何治疗?

进行"孕激素试验",评估体内雌激素水平,以确定闭经程度。排除药物禁忌,用药可选下列药物:

黄体酮针:20 毫克,每日 1 次,肌内注射,用药 3~5 日;

地屈孕酮:10~20 毫克,每日 1 次,口服,连续 8~10 日;

微粒化黄体酮:100 毫克,每日 2 次,口服,连续 10 日;

醋酸甲羟孕酮(MPA):10 毫克,每日 1 次,口服,连续 8~10 日。

如果服药结束,停药 14 天内可以来月经,说明是阳性反应,子宫内膜已受一定水平雌激素影响。因为没有排卵,没有孕激素的产生,所以月经一直未来潮。

建议月经见血的第 2~3 天空腹抽血查性激素和甲状腺功能五项,评估卵巢储备,看有无多囊卵巢综合征、卵巢功能减退、高催乳素血症、甲状腺疾病等。

如果化验排除上述疾病,性激素符合当前年龄的激素水平,那么后续的观察就是看能否 2~3 个月来一次月经,如果不能,说明依旧没有排卵。子宫内膜在雌激素单一作用下容易"草长莺飞",发生增生甚至癌变。治疗建议就是"缺什么补什么",采用周期性的孕激素疗法,比如地屈孕酮 10~20 毫克 / 天;微粒化孕酮 200 毫克 / 天;醋酸甲羟孕酮 10 毫克 / 天。连续使用 10~14 天。

如果孕激素试验阴性，可能有以下两种情况：

1　缺乏生理剂量的雌激素；

2　子宫性闭经。

需要进行雌孕激素试验，先补充雌激素 28 天，后 12~14 天同时补充孕激素，停药观察。如果患者有撤退性出血，表明患者子宫正常，是因为缺乏生理剂量的雌激素导致的闭经，即发生了低雌激素性闭经，说明该患者既缺雌激素，也缺孕激素。

用药后见血的第 2~3 天，依然建议空腹抽血查性激素和甲状腺功能五项，评估卵巢储备，看有无多囊卵巢综合征、卵巢功能减退、高催乳素血症、甲状腺疾病等。

如果化验排除上述疾病，看性激素是不是已经达到绝经的水平。比如卵泡刺激素大于 40IU/ 升，如果是，患者后续不会来月经的可能，也就是绝经的可能性就非常大了。

或者卵泡刺激素大于 20IU/ 升，预示着患者 1 年后可能绝经。

还想周期性地来月经可行吗？

答案是当然可行。

雌孕激素序贯方案适用于有完整子宫、围绝经期或绝经后仍希望有月经样出血的妇女。

1　连续序贯方案：在治疗过程中每天均用药。

排除药物禁忌，可采用连续序贯复方制剂，如雌二醇 / 雌二醇地屈孕酮片（1/10 或 2/10 剂型）1 片 / 天，共 28 天；也可连续用口服或经皮雌激素 28 天，后 10~14 天加用孕激素。

2　周期序贯方案：在治疗过程中每周期有 3~7 天不用任

何药物。

可采用周期序贯复方制剂，如戊酸雌二醇片 / 戊酸雌二醇醋酸环丙孕酮片，1 片 / 天，共 21 天；也可连续用口服或经皮雌激素 21~25 天，后 10~14 天加用孕激素，然后停药 3~7 天，再开始下一周期。

对于有完整子宫、绝经后不希望有月经样出血的女性朋友，如何选择药物激素替代？

答案是雌孕激素连续联合方案：可采用每天雌激素（口服或经皮途径）和孕激素，连续给药；也可采用复方制剂如雌二醇 / 屈螺酮片 1 片 / 天，连续给药。

作息不规律、肥胖会导致月经推迟吗

> 线上问诊

年轻女孩

　　医生，你好，我是一名大学生，22岁，我的月经这两个月总是推迟，上个月推迟15天，这个月推迟10天，并且没有要来的意思。以前来月经之前肚子会疼，腰会酸，这两个月都没有出现这种情况，会不会因为我作息不规律？并且我又很胖，体重75公斤，麻烦您告诉我怎么才能让月经来，我从来没有过性生活。谢谢。

付虹医生

　　姑娘你好，突然或长期精神压抑、紧张、忧虑、环境改变、过度劳累、情感变化、寒冷等，均可以引起神经内分泌障碍而导致月经延期，甚至闭经。另外，太胖或者太瘦都会影响正常的月经。因为您只是这两个月月经周期延长，可以继续观察5~7天，看看月经能不能如期来潮，同时一定要调整生活方式：减肥，加强锻炼，改善生活方式，避免熬夜。

　　如果月经仍然不能来潮，建议你到医院妇科就诊，查个盆腔超声，看看子宫内膜的厚度，必要时可以使用天然的黄体酮帮助来月经；另外，来月经的第2~3天最好查个性激素和甲状腺功能，看看有无内分泌疾病。

◎ 医生暖心贴

凡是身体健康、月经正常的女性，做适量的体育运动对身体有益无害。如体操、乒乓球、太极拳、慢跑、走队列等一些活动量小、强度轻、动作温和的体育运动，有利于血液循环及腹肌、骨盆肌的收缩与放松，可使经血排出更顺利，可减轻经期小腹坠胀和腹痛；同时还有助于神经系统的平衡，调整大脑的兴奋和抑制过程，分散注意力，保持精神愉快，减少经期紧张、烦躁等不适感。

但是，经期女生的精力、体力及抗病能力降低，不宜从事剧烈的运动，如跳高、跳远、赛跑、投掷、踢足球等，否则可能会诱发或加重月经期间的全身不适，甚至引起痛经和月经失调。

经期还应尽量避免一些增加腹压的力量性锻炼，如举重、哑铃等，否则可能会引起月经过多或经期延长。

另外，由于经期子宫口处于微开状态，细菌易侵入宫腔，增加感染的机会，从而引起各种妇科炎症，因此不宜游泳。

经期也不宜参加比赛，以免精神过度紧张，导致内分泌失调，从而出现月经紊乱。

有严重痛经及生殖器官炎症的女孩，经期最好暂停体育运动。

爱吃辣会导致月经过多 ❓

育龄
女性

　　医生您好，我今年 27 岁，月经一向规律，一直是 28 天，现在月经周期渐渐变为 23~26 天来一次，经量还增多了，伴有大血块。还出现了痛经，面色苍白，气短乏力，小腹隐隐冷痛。请问这跟我平时喜欢吃辣，喜欢冷饮有关系吗？

　　你好，生冷辛辣食物确实会对月经产生影响。寒凉生冷损伤脾阳、凝滞血脉，可使经血排出不畅而发生痛经；辛温燥热扰动血海，迫血妄行，可发生月经过多甚或崩漏等病。建议到妇科门诊进行检查。

付虹
医生

来月经时吃冰冷和辛辣食物
会导致宫寒，这种说法科学吗？

民以食为天。我们在接诊的时候，发现大家都很关注饮食。比如很多女性提问：听说来月经时吃冰冷和辛辣的食物会导致宫寒，这种说法科学吗？来月经的时候到底哪些食物可以吃，哪些食物不建议吃？

来月经是女性正常的生理反应，大家应该重视月经，但是也不要过度纠结。对于月经期的饮食，国外的教科书并没有明确写出经期应该吃哪些食物，哪些食物绝对不能吃。

国内的教科书，西医方面，第三版《中华妇产科学》中关于月经期的保健是这样建议的：经期合理营养，多吃蔬菜水果，多进食含维生素 C 的食物，忌饮酒及过分刺激的食物，帮助大便通畅。

有的女性朋友月经期会出现下腹痛及腰骶部下坠感，个别人会有胃肠功能紊乱（如食欲不振、恶心、呕吐、便秘、腹泻），所以，西医尤其不建议女性朋友来月经时吃辛辣刺激的食物，主要还是从避免出现便秘的角度出发。

中医的理论基础不同于西医。第二版《中医妇产科学》中关于月经期的保健是这样建议的：一般忌食生冷瓜果和冷饮，不宜饮酒和吃辛辣烧烤及刺激性大的食物，因为寒凉生冷损伤脾阳、凝滞血脉，可使经血排出不畅而发生痛经甚至闭经，辛温燥热扰动血海，迫血妄行，可发生月经过多甚至血崩等症状。月经期间可吃些容易消化吸收的食品，如蛋类、瘦肉、豆制品、蔬菜、水果，同时还要多喝开水，不吃生冷辛辣等刺激性食物，保持大便通畅，减少盆腔充血。

比较一下，我国西医和中医对于经期的建议差别不大，中医更加严格，那么经期到底能不能吃生冷食物和辛辣食物呢？

我个人的建议是，如果您在经期没有不舒服，偶尔吃个冰棍或者冰激凌，问题不大，吃顿水煮鱼或者麻辣小龙虾，也没有问题。

但是，如果您来月经的时候，吃冷饮、辛辣食物或者某一种特定食物后，出现痛经、经血增多、腹泻、便秘等不舒服的症状，建议您以后再来月经的时候，尽量避免再吃这类食物。

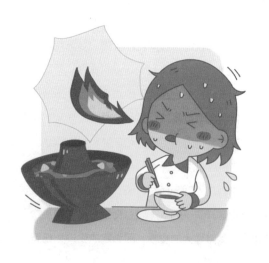

那么来月经的时候，吃上一两次冷饮或者辛辣食物会不会导致宫寒呢？

我认为也不会。宫寒是一个中医术语，目前更多的循证证据都是西医方面的。中医把人的体质分为很多种，对于不同的体质，有各自适合吃的饮食和不适合吃的饮食，如果您感兴趣，可以去中医那里辨别自己的体质后，在均衡饮食的基础上做适当的饮食调整。

总之，月经是女性正常的生理反应，只要您注意适当休息和保持心情舒畅，避免精神刺激，都可以顺利度过；如果您经期反应严重，以致影响正常生活和工作，应及时就医。

吃什么对月经不调有帮助？

如果是血热引起的月经不调，饮食宜清淡、凉润，宜多进食青菜、萝卜、黄瓜、苦瓜、丝瓜、芹菜、藕片、冬葵、番茄、银耳、黑木耳、甲鱼、鳝鱼、乌贼、瘦肉、鸭肉、莲子，以及西瓜、梨、柚子、柿子、广柑等凉性水果；忌食辛辣温燥动火之食品，如葱、姜、蒜、辣椒、大枣、胡桃、荔枝、桂圆及各种煎炒油炸火爆烟熏之类；（看到了吗？麻辣香锅、烧烤、水煮鱼还真是禁忌呀！）避免伤阴助火动血；少食肥甘厚腻之品，以免助热留邪。

血为寒凝，如果是经脉阻滞不通引起的月经不调、痛经、闭经，宜多食辛香行散的食物，如红糖、醪糟、姜、葱、蒜、韭菜、辣椒、胡椒、大枣、桂圆、红橘、胡桃、山楂、牛、羊、犬肉等；忌食冰浆瓜果等生冷滋腻之品及一切酸涩之物，如醋、梅、李、杏等。

七情伤肝，如果是肝郁气滞所致的月经不调、痛经、闭经、产后恶露不下，宜多食辛香行气之物，如红橘、柚、橙、佛手、姜、葱、蒜等；忌食豆类如大豆、蚕豆、黄豆及豆类制品等产气滞膈之物。

如果是气血虚弱，充任血海空虚引起的月经过少、痛经、闭经、产后血晕，宜多食健脾生血滋补的食物，如鸡、鸭、鱼、瘦肉、蛋类、红枣、赤豆、红花生、龙眼肉、山药、莲子、乳类；多食当归生姜羊肉汤、莲米山药粥、三红汤（红枣、红豆、红花生）以健脾益血；多食新鲜蔬菜水果；忌食生冷。

如果是脾胃阳虚，健运失常，水湿停聚所致的月经不调，宜多食健脾利湿的食物，如薏仁、胡桃、大枣、荔枝、桂圆、牛肉、羊肉、冬瓜、萝卜、赤豆等，忌食冷浆瓜果和滋腻伤脾之物。

出血期间，若感受热邪或饮食辛辣炙烤，热伏冲任，迫血妄行，加重血症者，饮食宜清淡滋润，多食蔬菜水果，忌食辛辣炙烤、烟酒助热之品。同时居住处宜凉爽通风。

◑ 医生暖心贴

月经期要避免淋雨涉水，防止受凉感冒；忌食生冷瓜果和冷饮，不宜饮酒和嗜食辛辣及刺激性大的食物；多吃些容易消化吸收的食物，如蛋类、瘦肉、豆制品、蔬菜、水果；多喝白开水，保持大便通畅，减少盆腔充血；避免操劳过度。

过度减肥可能导致闭经？

＞ 线上问诊

育龄
女性

　　医生您好，我最近节食减肥，每天早上吃一个鸡蛋，午饭不吃，晚饭吃一小杯酸奶和适量西红柿、黄瓜。就这样吃了两个月，成功把体重从 55 千克减到 45 千克，足足减掉 10 千克，体重指数达到 16.93。可是我发现我月经不来了，请问这跟减肥有关吗？

付虹
医生

　　您好，过度减肥的确会影响月经。建议您到医院做相关检查，并配合治疗。在平时的生活中，要注意合理饮食，及时补充身体所需的营养，采取合理的减肥方法。

太瘦对月经有什么不良影响?

作为女性朋友,您关注的是苗条和美丽,但是作为妇产科医生的我,会关注您的月经和怀孕。我国规定成人 BMI(体重指数)的正常值在 18.5~23.9。我国自古倡导的"中庸之道",从医学的角度来看也有道理,所谓过犹不及,太胖或者太瘦都会影响月经及怀孕。相对而言,太瘦比太胖对月经的影响更大。

卵巢的作用就是排卵和分泌性激素,那么性激素的原料来自哪里? 答案是胆固醇。人吃五谷杂粮会生病,不吃五谷杂粮呢? 过度节食导致机体过瘦,而过瘦的机体外表虽然看起来赘肉不存楚楚可怜,可是却处于不健康的应激状态。

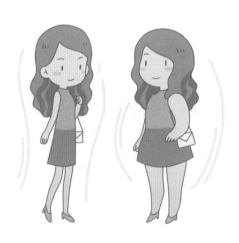

聪明的机体会通过下丘脑促肾上腺皮质激素释放因子刺激肾上腺系统，从而平衡这种失落。在临床上的表现就是闭经、消瘦、皮肤干燥。

肥肉是我们女性朋友都避之唯恐不及的食物，然而脂肪对月经的影响是非常大的，身体脂肪含量小于17%，月经就和您说再见了，也就是不来月经了；脂肪含量小于22%，就不能维持正常月经。

这也不难理解，当体重过轻、脂肪含量减少时，对机体而言，生命是最重要的，生育的问题就不重要了，来不来月经也不重要了。通过协调，机体会把仅存的能量用于心脑等重要脏器新陈代谢的需要。机体会关闭一些功能，主生殖和月经的性腺轴首当其冲。

月经周期的调节是一个非常复杂的过程，主要涉及下丘脑、垂体和卵巢。促性腺激素释放激素，是下丘脑弓状核神经细胞分泌的一种十肽激素。

体重过轻对月经的影响，取决于促性腺激素释放激素受抑制的程度，由轻到重的影响是：黄体功能不足、排卵稀发、无排卵、低促性腺激素性闭经。我们可以看到，黄体功能不足、排卵稀发，会影响您受孕，或者受孕后容易流产，到了无排卵的阶段，您怀孕的概率就是零了。

过度减肥导致闭经，如何治疗？

对于月经不来的情况，有性生活的女性首先应排除妊娠，然后将增加体重放在首位。

1　增重：首先需要增加营养，把体重指数调高到成人正常的水平，也就是要达到 18.5~23.9。

2　同时抽血查性激素，做盆腔 B 超。顺序做孕激素试验，如果结果阴性，再做雌孕激素序贯试验。

若临床表现为稀发排卵及无排卵，此时孕激素试验阳性即撤退后有出血，说明体内有一定水平的雌激素，月经紊乱是缺乏孕激素导致的。正常人在月经间隔期，当雌激素大于 200 皮克 / 毫升并且持续 50 个小时以上时，就会对黄体生成素产生正反馈作用，黄体生成素达到高峰，就会诱发排卵，排卵后产生孕激素。

而排卵障碍的患者，不能对 LH 产生正反馈作用，LH 就达不到高峰，没有高峰就没有排卵，没有排卵就没有孕激素产生，子宫内膜长期在单一雌激素作用下，表现为不规则出血或子宫内膜病变。所以缺什么补什么，定期补充孕激素即可，此时患者不缺乏雌激素，就不需要补充雌激素。

当患者发生低促性腺激素性闭经时，孕激素试验阴性即无撤退性出血，此时为低雌激素性闭经。因为雌激素低，就不能诱发排卵，没有排卵，就没有孕激素产生，此时雌激素及孕激素都缺乏了，需要补充雌激素，同时又要补充孕激素。对此有 2 个方案：雌孕激素周期续贯治疗；雌孕激素连续序贯治疗。

随着患者体重的恢复，她的月经模式也会逐渐向好的方向变化。从低促性腺激素性闭经，逐渐到黄体生成素及卵泡刺激素恢复，再到排卵稀发，然后出现真正的排卵性月经。根据患者随着体重增加出现的不同模式，医生再进行药物的调节。比如患者处在排卵稀发阶段的时候，在月经后半周期定期补充孕激素即可。

3　雌激素对骨量的积累非常重要，尤其在青春期发育阶段，缺乏雌激素会导致骨量快速丢失。所以在补充激素时，还要及时补充钙及维生素 D，把骨质疏松、骨量低下的风险降到最低。

4　如果同时发生了神经性厌食，必要时须进行大量的思想工作，父母尽可能不与其对抗，需要极大的耐心，引导患者了解健康的重要性。

春天到了，夏天不会远。但是爱美的女生在减重的时候一定要注意，不求"最瘦更瘦"，要求"健康的瘦"。月经不调甚至闭经的瘦，不如不瘦！

减重的速度最好维持在一周减掉 0.5~1 千克，正常情况下每个月减掉 2 千克即可，每个月不要超过 5 千克的上限，过犹不及。

北京协和医院妇科内分泌与生殖中心的陈蓉教授表示，她在临床上也见过很多类似的情况，对我的治疗方案表示肯定，同时也提醒我们注意一些细节：

1　在评估的时候还需要加上对甲状腺系统、肾上腺系统的评估。不同程度的减重，可能导致受累的系统不同，其中只有生殖系统受累是最轻的，最严重时 3 个系统都会受累。所以，严重者需要多个科室的协同，内分泌科、营养科、妇科内分泌以及心理科医生共同参与。

2　如病史明确，为急剧减肥后闭经，不一定先做孕激素试验再给雌、孕激素，如果评估严重者是可以直接用雌、孕激素的。闭经往往使患者和家属都很焦虑，通过雌、孕激素的治疗，一方面是对其生理有帮助，另一方面治疗后来月经本身也是很好的心理治疗。经过治疗可以来月经，会让患者觉得自己的病还有的治，会增加她们治疗的信心。如果不太严重的病例，做一下孕激素试验当然也是没问题的。

3　对于减重的合理速度，在不同文献中有差别。总体原则不宜过快，这是大家都同意的。除了规定每周或每月减重的绝对数量，基础体重也是一个重要因素，基础体重大的人，可以每周减得多一些。

4　对年轻姑娘们而言，我个人觉得最为重要的一点是确立关于正常体重的正确观点。无论从妇科内分泌角度而言，还是从整体健康的角度来看，都不是越瘦越好。中等体重是最健康的。

从陈教授的诊疗建议中，我也发现，面对一种疾病，医生需要具备整体观，不能仅是头疼医头，发现月经没来，就只关注月经这一个情况。甲状腺系统、肾上腺系统也要关注，因为节食减重打击的并不只是生殖系统，要全盘考虑。

我们医生承担的职责，有时是治愈，常常去帮助，总是去安慰。医学是一种回应他人痛苦的努力。除了关注患者身体的异常和化验检查结果的异常，患者本身的倾诉和焦虑的心情，我们也要考虑到。在制订治疗方案的时候，要兼顾患者的意愿和忧虑。

最后，需要长期治疗调理的疾病，我们也要指导患者的家属，让他们用更大的耐心鼓舞和支持患者走出疾病的阴霾，勇敢乐观地面对疾患，这样才有可能治愈疾患，重返阳光下的灿烂生活。

◉ 医生暖心贴

关于科学地减重，我也整理了"腾讯医典"相关文章的要点，供大家参考和借鉴：

1　在家做饭。去餐厅用餐的次数越少，半年内的减肥效果越明显。当然，一举两得，钱也省下了有没有？

2　自制饮品。怕摄入含糖高的饮品而又想喝，那就自己动手吧。可以试着添加草莓、薄荷叶、柠檬或者罗勒。口感不够好？可以将饮品冷藏一段时间再饮用。

3　合理选择食物。尽量选择蔬菜和水果；少吃添加糖分的食物；选择含有不饱和脂肪酸的食物，如植物油、鱼类和坚果。

4　注意零食和饭菜的分量。建议把大袋的零食分装成小袋再吃，避免摄入过多热量。使用小盘子盛饭菜。

5　多吃鱼、少吃肉。每月吃 5~6 次鱼，每天肉和奶酪的食用量减少 14 克。

6　偷天换日。用低热量食材代替高热量食材。

7　设定具体可行的目标。比如"每天步行 8000 米"。

8　获得饱腹感。吃饭细嚼慢咽，至少 15 分钟才能获得饱腹感。

9　睡眠时间要充足。睡眠不足的人比休息时间长的人每天要多吃 300 千卡热量的食物。

10　每天早起测量体重并记录下来。如果体重较前一天有增长，要提醒自己，新的一天要多运动，少摄入；如果体重持平或者有所减轻，要鼓励自己继续保持！

快来月经时易怒、烦躁、头痛是正常的吗？

> 线上问诊

育龄
女性

医生您好，我来月经之前总是易怒、烦躁、想哭、头痛、肚子痛，还喜欢吃甜食，体重也有略微增加。请问这是什么情况呢，是正常现象还是我得了什么病？

您好，这种情况可能是经前期综合征。一般在月经来潮后自行恢复，症状消失，无须治疗。但当症状严重影响工作、生活、人际交往时，则应该积极就医。

付虹
医生

经前期综合征（PMS）的症状

PMS 的确切病因尚不清楚，但月经来潮前雌、孕激素水平下降是明确的。目前很多医生认为 PMS 与激素水平降低有密切关联，也可能是由大脑内 5- 羟色胺分泌不足或某些维生素及矿物质缺乏造成的。当然社会因素对 PMS 症状也有一定影响。

典型的 PMS 症状常在经前 7~10 天开始出现，逐渐加重，至经前最后 2~3 天最为严重，月经开始后 4 天内症状消失。

PMS 涉及症状多达 150 种，可分为精神和躯体两大类。

精神症状包括焦虑和抑郁。精神紧张、情绪波动、易怒、急躁、失去耐心，微小琐事就可引起感情冲动甚至争吵、哭闹，不能自制。

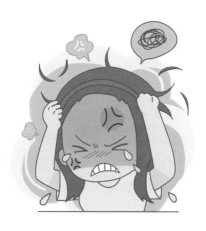

"每日家情思睡昏昏"，没精打采、抑郁不乐、情绪淡漠、爱独居独处、不愿与人交往或参加社会活动、失眠、注意力不集中、健忘、判断力减弱，严重时甚至精神错乱、偏执妄想，产生轻生念头。

躯体症状包括水钠潴留、疼痛和低血糖症状。具体如下：

1　手足与眼睑水肿。

2　经前头痛为较常见的主诉，多为双侧性，但亦可为单侧头痛。头痛症状于经前数天即出现，伴有恶心甚至呕吐，呈持续性或时而发作时而自愈，可能与间歇性颅内水肿有关。

3　乳房胀痛。经前感乳房饱满、肿胀及疼痛。以乳房外侧边缘及乳头部位为重。严重者疼痛可放射至腋窝及肩部，可影响睡眠。经后症状完全消失。

4　盆腔痛。经前发生盆腔坠胀和腰骶部疼痛，持续至月经来潮后缓解，与前列腺素作用及盆腔组织水肿充血有关。但应与盆腔子宫内膜异位症等器质性病变引起的痛经区分开。

5　肠痉挛痛。偶有肠痉挛性疼痛，可有恶心、呕吐。临近经期可出现腹泻。

6　低血糖症状。疲乏，食欲增加，喜欢甜食。头痛也可能与低血糖有关。

严重的 PMS 均有精神症状，其中焦虑症状居多，占 70%~100%，60% 的 PMS 患者有乳房胀痛或体重增加的主诉；45%~50% 的患者有低血糖症状，约 35% 患者有抑郁症状，该组患者因有自杀意识，故对生命有潜在威胁。

经前期综合征如何治疗？

一般情况下大多数 PMS 在月经来潮后自行恢复，症状消失，可以自我调节，无须就诊。但当症状严重影响工作、生活、人际关系等时，应该就医咨询。

支持治疗包括对症、饮食、行为训练及宣教等。

1 深情不及久伴，厚爱无须多言。

除了"包治百病"的白开水，对于有 PMS 的女性朋友，她们的家人理解和宽容她们经前期的行为过失，并协助调整经前的家务活动，减少环境刺激，多多言语关怀和安慰，就可以使她们的失控过失减少到最低程度。

对女性患者而言，适当锻炼，尤其是做瑜伽，可以有效对抗疲劳、缓解压力。

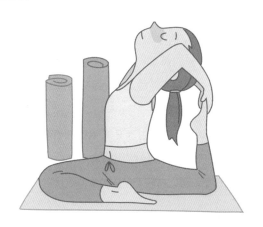

2 饮食

① 高碳水化合物低蛋白饮食

目前认为PMS的低糖样症状，如食欲增加、易怒、神经过敏和疲劳等症状，与雌、孕激素的周期性变化对糖代谢的影响有关。

据报道，经前期有症状时，摄入富含碳水化合物和低蛋白的饮食，或多饮含碳水化合物的饮料，可以改善PMS的精神症状，如抑郁、紧张、易怒、疲劳等。

唯有美食不可辜负，心情不好的你，找到足够的理由让自己心情变好了吧？同时又可以理直气壮地享受美食！

② 限制盐的摄入

虽然尚无证据支持盐摄入过多是PMS的病因，但是由于增加盐的摄入会使体重明显增加，因此限制盐的摄入以减轻水钠潴留的症状是合理的。

③ 限制咖啡的摄入

已有研究证据证明咖啡因与PMS症状的严重性有关，咖啡因具有增加焦虑、紧张、抑郁及易怒等症状的作用，因此PMS患者应避免或减少咖啡因的摄入。咖啡的好处似乎也不少，但是，有PMS的女性，还是尽量避免或减少咖啡因的摄入。

④ 维生素和微量元素

维生素E：有报道称维生素E在治疗纤维囊性乳房疾病的同时，能明显改善PMS患者经前期的焦虑和抑郁症状。每日口服400毫克维生素E，可以减轻PMS的精神症状。

维生素 B_6：维生素 B_6 是合成多巴胺和 5- 羟色胺的辅酶，已证实多巴胺和 5- 羟色胺是影响行为和精神的神经递质。每天口服 80 毫克维生素 B_6，可以改善 PMS 精神症状，但躯体症状改善不明显。需要注意，长期或大量服用维生素 B_6，对感觉神经会有毒害作用。

3　药物治疗

适用于一般治疗无效的患者。对抗疼痛，如乳房胀痛、头痛、背痛等，可选择非处方止痛药，如布洛芬等；激素治疗，避孕药如优思明或合成类固醇如达那唑，同样可以缓解经前期的不适症状，须在医生指导下服用，并监测激素水平；抗焦虑、抗抑郁药有助于治疗女性严重的情绪波动及经前焦虑症（PMDD），如盐酸帕罗西汀、舍曲林等。

目前治疗严重 PMS 的常用药物有三类，即 5- 羟色胺能抗抑郁剂、促性腺激素释放激素增效剂和抗焦虑剂。

月经不调、情绪低落、嗜睡，竟是脑子里长了肿瘤？

> 线上问诊

育龄
女性

　　医生您好，我失恋了，心情一直不好，近半年还出现了月经不调，原本按月来的月经，变成了 40~60 天才来一次，经量也减少了很多，最近还出现了嗜睡，工作时无法集中精力。又过了一段时间，不仅月经没恢复正常，还出现了头痛、视野缺损。医生，我是不是得了失恋后遗症？

付虹
医生

　　姑娘你好，医学上是不存在失恋后遗症这种病的，请尽快到医院做检查，明确是否为垂体微腺瘤引起的高催乳素血症。

○ 知识延伸

高催乳素血症是怎么回事？

催乳素（PRL）也就是我们俗称的泌乳素，在雌激素、孕激素、生长激素（GH）、皮质醇、胎盘催乳素等激素的协同作用下，促进乳腺腺泡小叶生长发育、乳汁生成及产后乳汁分泌。

月经周期中期血 PRL 水平可升至高峰，黄体期时也保持较高水平。妊娠期血 PRL 水平更是升高约 10 倍。

"脆弱"的 PRL 十分"善变"。入睡后 60~90 分钟，血催乳素水平开始上升，早晨醒前可达峰值，醒后 1 小时内迅速下降，上午9~11 时 PRL 数值跌入低谷。

睡眠时间改变时，"善变"的催乳素分泌节律也随之改变。进餐 30 分钟内，催乳素分泌增加 50%~100%，尤其是进食高蛋白高脂食物后。

应激状态如情绪紧张、寒冷、麻醉、手术、低血糖、性生活、运动时，"敏感"的催乳素分泌也马上短暂性升高。

各种原因引起的外周血催乳素水平持续增高的状态，称为高催乳素血症。正常育龄期女性血清催乳素水平一般低于 30 微克 / 升（1.36 纳摩尔 / 升）。

PRL 促进乳腺的生长发育、乳汁的合成和泌乳，此外，PRL可直接影响黄体功能，PRL 升高可缩短基础体温的高温相，降低孕酮的合成，导致黄体功能不足，PRL 过低也会抑制孕酮的合成，总之，PRL 异常会导致月经紊乱，也会出现其他的表现。

垂体微腺瘤病人几乎都有高催乳素血症，垂体腺瘤增大明显时，由于脑脊液回流障碍及周围脑组织和视神经受压，可出现头痛、眼花、呕吐、视野缺损及动眼神经麻痹等症状。

血催乳素水平的测定

测定血催乳素水平，不一定限定于经期，但是因为很多因素影响催乳素，所以对于采血有严格的要求：早晨空腹或进食纯碳水化合物早餐，于上午 9~11 时到达医院，先静坐半小时，然后护士取血，并力求"一针见血"，尽量减少应激。解读结果须结合临床。

同时可以测定其他 5 项生殖激素，有助于鉴别月经不调的其他病因。高催乳素血症患者卵泡刺激素、黄体生成素水平正常或偏低，血雌二醇水平相当或低于早卵泡期水平，睾酮水平不高。

为鉴别高催乳素血症的病因，必要时须行血 HCG、甲状腺功能、其他垂体激素、肝肾功能、盆腔 B 超、骨密度等检查。

检查一次催乳素结果高于正常值，就可诊断为"高催乳素血症"吗？

如果血催乳素检测值不超过正常参考值的两倍，目前的共识是，建议复查，还要询问如下情况：是否在上午 9~12 时抽血，抽血前有没有运动，有没有进食过饱，有没有乳头刺激、性交、妊娠、哺乳、近期是否使用过甲氧氯普胺（胃复安）、抗抑郁药等，以及是否有肝肾功能不全等。

如果血催乳素高于正常参考值两倍以上，且排除以上可能导致催乳素升高的情况，医生复查后仍然高于两倍，且无排卵或其他原因导致的黄体功能不足，我们就可以诊断为高催乳素血症，并进行溴隐亭或其他多巴胺受体激动剂治疗。

如果血催乳素大于 100 微克 / 升（4.55 纳摩尔 / 升），医生还会行垂体核磁共振（MRI）检查，以明确是否存在垂体微腺瘤或大腺瘤。

高催乳素血症有哪些临床表现？

1　月经不调及不孕：90% 患者有月经不调，以继发性闭经多见，也可为月经量少、稀发或无排卵月经；原发性闭经，月经频、多及不规则出血较少见。卵巢功能改变以无排卵最多见，也可为黄体功能不足引起不孕或流产。

2　异常泌乳：指非妊娠或产后停止哺乳大于 6 个月后仍有乳汁分泌。发生率约为 90%。

3　肿瘤压迫症状：如头痛、双颞侧视野缺损、肥胖、嗜睡、食欲异常和颅神经压迫症状。

4　其他：雌激素水平低导致骨量丢失加速、低骨量或骨质疏松。低雌激素状态引起生殖器官萎缩、性欲减低、性生活困难。约 40% 的患者可有多毛症状。

高催乳素血症的治疗

对于高催乳素血症的治疗就是选择药物溴隐亭，一般从小剂量开始，随餐服用，逐渐加至足量，治疗期间应定期复查血 PRL 浓度，以指导剂量的调整。常见的副作用有暂时性恶心、呕吐、轻微头痛、外周血管痉挛及直立性低血压，一般于用药几天后自行消失。

因药物的作用显著而手术效果较差，多巴胺激动剂（如溴隐亭）为首选治疗方式。手术治疗主要针对垂体腺瘤生长迅速，药物控制不理想，出现明显压迫症状，以及视野缺损、头痛、呕吐等神经系统症状的患者。即使巨腺瘤需要手术切除，也很少能通过手术痊愈，一般术后仍需要使用药物治疗。

来月经前后头痛，
这是"月经性偏头痛"吗？

> ## 线上问诊

**育龄
女性**

　　医生您好，我 28 岁，体重 47 千克，每次来月经前一周左右会伴有持续性偏头痛，且无法缓解。月经、白带均正常，偶尔经前有异味。烟龄 9 年，偶尔饮酒（两三个月一次）。有性生活，戴套且伴侣固定。没有服用过任何类型的避孕药。游戏行业工作者，经常加班，偶尔熬夜。2016 年意外怀孕，去正规医院做了人流手术。手术后突然出现这样的情况，一直持续到现在。手术之前没有痛经、月经不调或者炎症之类的问题。现在缺乏运动，抵抗力变差，偏头痛变得越来越难忍受了。请问这是怎么回事？我该如何治疗？

　　您好。考虑您的头痛为月经性偏头痛，月经性偏头痛最主要的诱发因素被认为是雌激素撤退效应，而雌激素水平的改变也会影响偏头痛的发病。例如怀孕期间雌激素水平上升、口服避孕药及更年期激素替代疗法可减少偏头痛发作，此外还可能存在前列腺素释放机制。

**付虹
医生**

急性期治疗用药建议对乙酰氨基酚（250毫克）每天2粒，口服。预防性治疗针对需要使用避孕药的月经性偏头痛女性，连续服用复方口服避孕药如妈富隆、优思明，排除药物禁忌，在医生的指导下服药。

付虹
医生

生活方面的调节：平时注意锻炼身体，戒烟戒酒，避免压力过大，经期注意休息和头部保暖，避免辛辣、刺激、寒凉食物，注意饮水。

付虹
医生

○ 知识延伸

如何自测是不是月经性偏头痛？

月经相关性偏头痛的诊断标准如下：发生在有月经来潮的女生身上；符合无先兆性偏头痛的诊断标准；头痛发生在月经前 2 天到月经来潮后 3 天；连续的 3 个月经周期中至少有 2 次发作；在月经周期的其他时间也有偏头痛的发作。

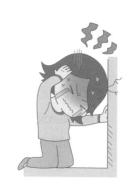

月经性偏头痛的病因

没有无缘无故的月经，也没有无缘无故的偏头痛。月经周期的产生是下丘脑、垂体、卵巢、子宫内膜相关协同的结果。雌激素呈周期性变化，月经第 7 天卵泡开始分泌雌激素，增多的雌激素于排卵前形成第一个高峰。排卵后 1~2 天，黄体开始分泌雌激素。在黄体后期，雌激素的水平到达第二峰值，然后急剧下降。

有研究表明月经性偏头痛发作是由于"雌激素撤退"效应（"estrogen withdrawal"effect），似曾相识的感觉有没有？围排卵期出血也是这样发生的。缺什么补什么，人为提升雌激素水平就可以防止偏头痛发作。研究还发现，雌激素可作用于中枢5-羟色胺能和阿片肽能神经元。增加5-羟色胺受体的敏感性，雌激素撤退5-羟色胺水平自然也降低，而5-羟色胺水平降低，可直接引发并加剧偏头痛发作。临床中就是根据此理论口服曲普坦类（Triptans）药物（5-羟色胺受体激动剂），来防治月经性偏头痛。

雌激素水平的改变也会影响偏头痛的发病，孕妈妈雌激素水平上升、口服避孕药及更年期激素替代疗法，均可减少偏头痛发作，而更年期女性雌激素水平下降，可增加偏头痛发作。

除了雌激素撤退机制，目前临床观察月经性偏头痛与痛经相关，且非甾体抗炎药对于两者均具有疗效，其可能存在前列腺素释放机制。剪不断理还乱，前列腺素在月经前期产生，也与激素撤退有关。

月经性偏头痛的治疗

急性期治疗就是对症用药，包括曲普坦类、前列腺素合成抑制剂（如甲芬那酸）、联合治疗（对乙酰氨基酚、阿司匹林及咖啡因联合用药，或舒马曲坦及萘普生联合用药）。

预防性治疗包括短疗程经前预防性治疗（Short-term Perimenstrual Prophylaxis）及连续激素治疗（Continuous Hormonal Options）。

短疗程经前预防性治疗包括非甾体抗炎药、曲普坦类、雌二醇。其中的萘普生推荐用药方法：每天两次，每次550毫克，从月经前7~14天开始规律服用。雌二醇推荐用药方法：治疗周期7天，从

月经性偏头痛急性期治疗用药及相关服用剂量表

药物	服用方式	剂量	每日最大剂量
对乙酰氨基酚 250 毫克	口服	2 粒	8 粒
阿司匹林 250 毫克			
咖啡因 65 毫克			
甲芬那酸	口服	250~500 毫克	1500 毫克
曲普坦类			
阿莫曲坦 Almotriptan	口服	6.25~12.5 毫克	25 毫克
依立曲坦 Eletriptan		20~40 毫克	80 毫克
罗曲坦 Frovatriptan	口服	2.5 毫克	7.5 毫克
那拉曲坦 Naratriptan	口服	1~2.5 毫克	5 毫克
利扎曲坦 Rizatriptan	口服	5~10 毫克 *	30 毫克 *
	口服	25~100 毫克	200 毫克
舒马曲坦 Sumatriptan	皮下	6 毫克	12 毫克
	鼻内	5~20 毫克	40 毫克
舒马曲坦 Sumatriptan 85 毫克	口服	1 片	2 片
萘普生 500 毫克			
佐米曲坦 zolmitriptan	口服	2.5 毫克	10 毫克
	鼻内	5 毫克	10 毫克

* 如病人在服用普萘洛尔，利扎曲坦的初始剂量为 5 毫克，每日最大剂量为 15 毫克。

月经前 2~5 天开始服用，每天 1 次，每次 1.5 毫克。

　　连续激素治疗的目的何在？抑制卵巢活性，维持稳定的激素环境。对于需要使用避孕药的月经性偏头痛女性，避孕药策略尤佳。是药三分毒，复方激素类避孕药可导致卒中风险增加 2 倍，所以打算使用复方激素类避孕药来避孕的女性，要在医生评估有无药物禁忌及心脑血管风险后，才可以放心使用。

如何让月经避开高考？

> 线上问诊

中年
女性

医生您好，我女儿马上要参加高考了，但是高考刚好碰上经期，一来月经她的状态就非常不好，还会痛经，我非常担心，请问有什么方法可以使月经避开高考吗？

您好，可以采用提前 1~2 周口服孕激素（黄体酮）、从本次月经第 1~5 天开始口服复方短效避孕药、肌注黄体酮等方法。

付虹
医生

◯ 知识延伸

如何推迟月经？

月经作为女性的一个正常生理现象，只要月经周期规律，经量不多，也没有明显的痛经，即使高考正逢月经来潮，您也不用如临大敌。正常地学习，适度地休息，保持情绪平和，正常参加考试就可以了。月经不会影响您考试水平的发挥，也不会影响您的成绩。

但是对于月经量本就很多，或者出现痛经且较严重的女性，月经量多会出现乏力、贫血等表现，痛经还会影响心情。或者虽然月经正常，却不希望高考赶上痛经，我可以告诉大家几个推迟月经的方法。

1 提前 1~2 周口服孕激素（黄体酮）

如果您的月经规律，就是每月月经周期固定，差异前后不超过3~7 天，可以在下次月经前 1~2 周开始口服天然的孕激素，如黄体酮胶丸 200 毫克，每天晚上睡前口服；或者地屈孕酮 20 毫克，每天睡前口服，一直到高考结束的那天。

切记，必须是距离下次月经前 1~2 周开始口服才有效，如果距下次月经前 3~4 天才开始口服孕激素，有可能无法推迟月经，导致用药无效。

当然，即使提前 1~2 周服药，也有可能服药过程中月经来潮，此时，仍然考虑用药无效，可以停服孕激素。

2 从本次月经第 1~5 天开始口服复方短效避孕药

一听到口服避孕药，相信很多年轻女性或家长都会嫌弃："推迟个月经，为什么让我吃避孕药？传出去会让人非议的。"别看避孕药的名字敏感，但是除了避孕，在调治月经不调等妇科病方面，它也是不可多得的"圣药"。

而且口服避孕药是推迟月经最有效的方法，但是缺点是用药时间比较长。对于月经规律的女性，需要在月经的第 1~5 天服用，一直用到可以来月经的时候再停药，比如高考结束的那天。超过 5 天再用行不行？效果就不好了。

3 肌注黄体酮

如果还有 3~4 天就来月经了，此时推迟月经的效果是最不好的，如果特别想推迟月经，吃药是不行了，只能考虑肌注黄体酮，因为肌注的黄体酮入血浓度比较稳定，吸收好。每次剂量为 20~40 毫克，一直用到高考结束。

◑ 医生暖心贴

高考还是邂逅了月经，怎么办？

1　继续保持心情舒畅。月经来了也不怕！蔑视它忽视它！不良的情绪既伤身，又伤心。所以应该情绪稳定，避免过度悲伤、紧张、焦虑和愤怒。

2　适当注意保暖。

3　注意劳逸结合，保证充足睡眠和休息。

4　避免重负荷体力劳动和剧烈运动，以免引起月经量过多或经期延长。

5　保持外阴清洁。因月经期宫颈口松弛，阴道内存有少量积血，往往容易引起上行感染。最好选择纯棉内裤，透气保暖。每晚应用清水冲洗外阴，禁止盆浴、性生活、阴道妇科检查或操作等。

6　合理饮食。多吃富含纤维素及易消化食物，多吃富含维生素的新鲜水果和蔬菜，多饮水保持大便通畅。不吃生冷及刺激性食物，不洗冷水浴，避免过冷导致痛经、腹泻等不适。

7　选用的卫生巾应注意生产厂家和生产日期，并适时更换，如每隔 2~3 小时或依据月经量及时更换。

2

月弦：月经和妇科疾病

经期同房，小心细菌性阴道病！

> 线上问诊

育龄
女性

医生您好，我今年 27 岁，经期过后私处就不舒服，有五六天了，总感觉痒痒的，白带也是稀薄的，还散发着臭鱼的味道。和男友在一起半年了，平时主要是男友戴套避孕，有的时候懒了也会直接"作战"。3 个月前做过一次无痛人流。偶尔经期也会"浴血奋战"，比如上次月经快结束的时候，我们就"啪啪"了一次，而且男友没有戴套。请问这是怎么回事？我是不是得了什么妇科病？

您好，根据您的描述，细菌性阴道病的可能性大，阴道冲洗和经期性生活是导致细菌性阴道病的发病因素。请您到妇科进行检查，明确诊断。

付虹
医生

◯ 知识延伸

细菌性阴道病是什么？致病因素是什么？

　　健康育龄女性阴道内占优势地位的是乳杆菌，它是维持阴道微生态健康的"卫士"，当"卫士"被替代，结果是什么？

　　细菌性阴道病（Bacterial Vaginosis，BV）就发生了，本病是一种由于阴道内正常的产 H_2O_2 的乳酸杆菌被高浓度厌氧菌（如普雷沃菌、动弯杆菌）、阴道加德纳菌、溶脲支原体、支原体和许多难培养或无法培养的厌氧菌替代而导致的多种微生物群改变的临床综合征，但临床及病理特征无炎症改变。

　　BV 经常发生于性活跃年龄的女性，更常发生于较早开始性生活、有多个性伴以及曾有或伴有性传播感染的女性，在多性伴女性中发病率最高，无异性接触史的女性中发病率最低。

　　BV 的致病因素包括：多性伴、阴道冲洗、吸烟、种族因素、宫内节育器、口交、过早开始性交、经期性生活、同性间性生活。

细菌性阴道病的症状

　　10%~40% 的 BV 无症状，有症状者主要表现为阴道分泌物增多，有鱼腥臭味，尤其"啪啪"后加重，可伴有轻度外阴瘙痒或烧灼感。分泌物呈鱼腥臭味是由于厌氧菌繁殖的同时可产生胺类物质。

不要小看这个小小的阴道炎，BV 的并发症可不少：盆腔炎、不孕、妇科术后感染、妊娠合并症流产、低出生体重儿、新生儿感染、产褥感染。BV 复发风险增加，其患上其他性传播疾病（STD）如人类免疫缺陷病毒（HIV）感染、淋病奈瑟菌感染、沙眼衣原体感染和单纯疱疹病毒 2 型（HSV-2）感染等风险增大。

BV 还可增加 HPV（人乳头瘤病毒）的感染风险。BV 也可增加男性伴感染 HIV 的风险。

细菌性阴道病的治疗

需要治疗有症状的全部 BV 患者。

非孕期治疗的意义：

1 减轻阴道感染症状和体征；

2 减少流产或子宫切除术感染并发症风险；

3 其他潜在益处包括减少其他感染如 HIV 感染和其他性传播疾病（STD）风险。

您需要做人工流产或者妇科手术的时候，妇科医生会按常规给您查白带，发现阴道炎，尤其是 BV，一定要治愈才能做手术。

治疗的药物选用抗厌氧菌药物，主要有甲硝唑、替硝唑、克林霉素。其中甲硝唑可抑制厌氧菌生长而不影响乳杆菌生长，是较理想的治疗药物。

当然也可以选择甲硝唑凝胶 200 毫克，每晚 1 次，连用 7 天；或者 2% 克林霉素软膏阴道涂抹，每次 5 克，每晚 1 次，连用 7 天。

对于哺乳期的妈妈，选择局部用药为宜。

治疗期间，建议患者避免性接触或正确使用避孕套。阴道冲洗可能增加 BV 复发风险，尚无证据表明冲洗可治疗或缓解症状。

症状消除后无须常规随访。BV 复发常见，患者在症状复发时随诊。

对于预防，需要注意的就是平时每日温水冲洗外阴即可，不建议阴道冲洗。经期一定要同房，也要在女方无不舒服、经血量少且征得女方同意时进行，更要全程戴套，以在避孕的同时，预防阴道炎、性传播疾病的发生。

◐ **医生暖心贴**

尽管与 BV 相关的细菌可在男性生殖器上发现，但是治疗男性伴并无益于预防 BV 复发。所以不主张对性伴常规治疗。

青春期
也会得多囊卵巢综合征吗

> 线上问诊

**年轻
女孩**

> 医生您好，我今年 14 岁，一直月经不调，上周我妈妈带我去做了检查，医生说我是多囊卵巢综合征，请问青春期真的会得这个病吗？

**付虹
医生**

> 您好，会的。多囊卵巢综合征是常见的妇科内分泌疾病，临床表现为月经稀发、痤疮、多毛、肥胖、不孕等。对于这个疾病，一旦确诊，即使是在青春期，也建议规范治疗。

◯ 知识延伸

多囊卵巢综合征（PCOS）的诊断

美国内分泌学会（The Endocrine Society）2013 年颁布了 PCOS 的诊疗指南，符合以下 3 条中的 2 条，并排除其他疾病导致的类似临床表现，即可诊断为 PCOS：

1　雄激素过多的临床和（或）生化表现，如多毛，痤疮，雄激素性脱发，血清总睾酮或游离睾酮升高；

2　稀发排卵或无排卵；

3　卵巢多囊样改变，即单侧卵巢体积增大超过 10 立方厘米（排除囊肿及优势卵泡）或单侧卵巢内有超过 12 个直径 2~9 毫米的卵泡。

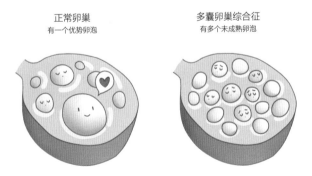

正常卵巢
有一个优势卵泡

多囊卵巢综合征
有多个未成熟卵泡

我国现行的 PCOS 诊断标准稍有不同，月经稀发、闭经或不规则子宫出血是诊断的必需条件。另外，再符合下列两项中的一项，并排除其他可能引起高雄激素的疾病或引起排卵异常的疾病，即可诊断为 PCOS：

1　高雄激素的临床表现或高雄激素血症；

2　超声表现为多囊卵巢。

青春期女性和成年女性的诊断标准不同吗？答案是肯定的。

专家组推荐，对于青春期 PCOS 的诊断，必须同时符合 2003 年鹿特丹诊断标准中的全部 3 个指标，包括高雄表现、初潮后月经稀发持续至少 2 年或闭经、超声下卵巢体积增大幅度大于 10 立方厘米；同时应排除其他导致雄激素水平升高的病因，包括先天性肾上腺皮质增生、库欣（Cushing）综合征、分泌雄激素的肿瘤等，以及其他引起排卵障碍的疾病，如高催乳素血症、卵巢早衰或下丘脑——垂体闭经，以及甲状腺功能异常。

2020 年 3 月，BMC Medicine 发布了《基于国际循证依据的青春期 PCOS 指南》，旨在促进青春期 PCOS 患者获得更加准确、及时的诊断，并提升这部分患者的健康状况。

指南建议的诊断标准包括：

1　月经不规律，其标准根据月经初潮后的年份确定。

① 初潮后第 1 年：月经异常属于正常现象，是青春期过渡的一部分；

② 初潮 1 年后：任何一个月经周期大于 90 天；

③ 初潮后 1~3 年：月经周期小于 21 天或大于 45 天；

④ 初潮 3 年后：月经周期小于 21 天或大于 35 天；

⑤ 原发性闭经（发生于 15 岁或乳腺发育大于 3 年的女性）。

2　高雄激素血症，包括多毛症、严重痤疮和 / 或生化高雄激素血症。

3　盆腔超声不推荐用于初潮后 8 年内的 PCOS 诊断。

4　抗苗勒管激素（AMH）不推荐用于 PCOS 诊断。

5　排除其他类似 PCOS 的疾病。

青春期多囊卵巢综合征的治疗方法

对于青春期 PCOS，无排卵也是其主要的病理生理环节。治疗的原则除不需要促排卵外，其他治疗同成人。在疾病的早期阶段治疗重点是调整月经周期，预防无排卵导致的子宫内膜病变，同时需要注意对患者进行糖脂代谢异常的筛查和规范治疗；在疾病后期，重点是治疗糖脂代谢异常，预防糖尿病、心血管疾病、代谢综合征等远期并发症。具体治疗方案如下：

1　调整生活方式

包括控制饮食、运动、行为训练和减重。但减轻体重不宜过快，应循序渐进，以不影响青春期正常生长发育为原则。尤其对于超重（BMI 在 23~24.9 千克 / 平方米）和肥胖（BMI ≥ 25 千克 / 平方米）的青春期 PCOS 患者，调整生活方式尤为重要。

2 调整月经周期

月经稀发在青春期 PCOS 患者中最常见，需要长期治疗以调整月经周期，并预防子宫内膜病变。

① 周期性使用孕激素

青春期 PCOS 患者常由于不排卵或排卵不好导致孕激素缺乏或不足，子宫内膜受单一雌激素作用而出现子宫内膜过度增生，应周期性使用孕激素对抗雌激素作用。

此方法适用于无高雄激素血症、多毛、痤疮症状及无胰岛素抵抗者。用药时间一般为每周期 10~14 天。具体药物有地屈孕酮（10~20 毫克 / 天，10~14 天 / 月）、微粒化黄体酮（100~200 毫克 / 天，10~14 天 / 月）、醋酸甲羟孕酮（10 毫克 / 天，10~14 天 / 月）、黄体酮（肌注）（20 毫克 / 天，3~5 天 / 月）。推荐首选口服制剂。

② 短效口服避孕药

适用于有多毛、痤疮、月经量过多或经期延长及有高雄激素血症的 PCOS 患者。从月经第 3~5 天开始服用，每日一片，连续应用 21 天为一周期。3~6 个周期后可停药观察，症状复发后可再用药。

青春期 PCOS 患者常常存在肥胖、糖脂代谢紊乱，应用复方口服避孕药之前须对糖脂代谢进行评估。

有重度肥胖和糖耐量受损的患者，长期服用复方口服避孕药可加重糖耐量受损程度，应联合二甲双胍治疗。同时关注复方口服避孕药的禁忌证。

③雌孕激素序贯治疗

适用于雌激素水平偏低的患者。少数 PCOS 患者雄激素水平较高、胰岛素抵抗严重，使子宫内膜对单一孕激素无撤药出血反应。该类患者常需要采取雌孕激素序贯治疗。可口服雌二醇 2 毫克 / 天，21~28 天 / 月，后 10~14 天加用孕激素。

二甲双胍是目前应用最为广泛的胰岛素增敏剂，对于肥胖的青春期 PCOS 及糖耐量减退患者，可明显改善糖耐量，同时降低较高的雄激素水平。常规用法为 500 毫克 / 次，2~3 次 / 天，治疗时每 3~6 个月复诊 1 次。

二甲双胍的主要不良反应有腹胀、恶心、呕吐及腹泻等胃肠道症状，该类症状为剂量依赖性，可通过逐渐增加剂量或餐中服用而减轻。

除了上述治疗，我们更需要关注青春期女性的心理。青春期女性具有特殊的社会心理特点，多毛症、痤疮及肥胖易对青春期 PCOS 患者的心理健康产生负面影响，一些小女生会出现焦虑和抑郁，应关注青春期 PCOS 的心理健康，必要时给予积极治疗及专科处理。

多囊卵巢综合征的表现

1 月经与排卵异常

这是本征的主要症状。异常月经以稀发月经最为常见，继发性闭经及功能失调性子宫出血次之，偶见原发性闭经、规律的无排卵月经、月经频发（小于 21 天）及经量异常。常表现为初潮后不规则月经持续存在。少数可稀发排卵或黄体功能不足。即使妊娠也容易流产。

2 多毛和痤疮

多毛是指面部或躯体表面毛多，多毛分布于唇上、下颌、乳晕周围、脐下正中线、耻骨上、大腿根部等处，性状粗硬而长，着色深。

痤疮是毛囊皮脂腺的一种慢性炎症，其发生与双氢睾酮（DHT）刺激皮脂腺分泌过盛有关，其他因素如皮脂中游离脂肪酸过高，亚油酸过低，使毛囊漏斗部角化过强，角质栓不易脱落；痤疮丙酸菌的感染也与发病有关。痤疮多见于面部，如前额、双颊等，胸背、肩部也可出现。

3 肥胖

BMI 正常范围为 18.5~22.9 千克 / 平方米，达到或超过 23 千克 / 平方米为超重，达到或超过 25 千克 / 平方米为肥胖。

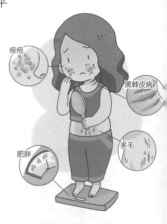

痤疮

黑棘皮病

多毛

肥胖

多囊卵巢综合征的表现

4 卵巢多囊样改变和黑棘皮病

黑棘皮病是阴唇、颈背部、腋下、乳房下和腹股沟等皮肤皱褶部位出现灰褐色色素沉着，呈对称性，皮肤增厚，质地柔软。

如果不及时治疗，多囊卵巢综合征会出现哪些意外？

PCOS 除了影响育龄女性的生殖功能（因无排卵导致不孕）外，还常常引起一系列代谢紊乱，如血脂异常和血压升高、高胰岛素血症、胰岛素抵抗、糖耐量异常、糖尿病。有报道称多囊卵巢综合征患者由于肥胖或多毛，更容易出现压抑、焦虑、自信心下降和性心理异常的现象。本病长期闭经、无排卵、无孕激素对抗的症状，使患上子宫内膜增生、子宫内膜癌的危险性增加。

大约 1/3 的 PCOS 女性妊娠可发生自发流产，或妊娠持续，但妊娠期糖尿病、先兆子痫、早产、巨大胎儿和死产的可能性增加。

青春期发病的 PCOS 患者，发生功能失调性子宫出血的概率比一般人群高 2.5 倍，发生 2 型糖尿病的概率比非 PCOS 者高 5~10 倍，发生心血管疾病的概率比非 PCOS 者高 3 倍，缺血性心脏病和心肌梗死的发病率升高 7.4 倍，卵巢癌发病率升高 2.5 倍，高血压、子宫内膜癌、不孕症的发病率均升高，子痫的发病率升高 3~5 倍。

● **名词解释**

早产：指妊娠达到 28 周但不足 37 周。

巨大胎儿：指任何孕周体重超过 4 千克的胎儿。

死产：指胎儿在分娩过程中死亡。

◑ 医生暖心贴

对于这种会影响女性怀孕的内分泌疾病，无论患者是否有生育要求，首先都应进行生活方式的调整。

对于超重和肥胖的 PCOS 患者，指南建议生活方式调整，包括控制饮食和增加运动，以减轻体重，从而减少心血管疾病和糖尿病患病风险。必要时可以选择药物或手术减重，可降低高雄激素血症并使月经周期恢复正常，但目前尚无证据表明体重减轻与改善受孕率及妊娠结局相关。

研究表明，减轻体重的 7%~12%，可以减少中心性分布的脂肪，提高胰岛素敏感性，改善糖耐量，同时抑制卵巢雄激素的产生，也就能改变或减轻月经紊乱、多毛、痤疮等症状。80% 患者的月经周期得到改善，并恢复自发排卵，降低体重至正常范围，可以降低糖尿病、高血压、高血脂和心血管疾病的发生风险。

生活方式如何调整？

1 坚持长期有效的体育运动：通过规律的体育锻炼，每周至少 5 次，每天 30 分钟的有氧运动，达到减轻体重、降低体脂的效果，体重的降低可有效改善内分泌和代谢紊乱，对于有代谢异常高危因素的患者更为有效。

2 采取合理的饮食控制：限制热量摄入，选用低糖、高纤维饮食，以不饱和脂肪酸代替饱和脂肪酸。

3 改变不良的生活习惯：保持规律的作息时间，避免熬夜，并减少咖啡因、烟酒的摄入。

4　必要时营养科就诊，请营养学家对体重、目前的饮食和运动模式进行干预。

谣言清扫

谣言：多囊卵巢 = 多囊卵巢综合征。

真相：正常的女性查盆腔超声，提示卵巢多囊样改变，就是多囊卵巢，但是多囊卵巢和多囊卵巢综合征不是一回事。多囊卵巢综合征的诊断标准中，超声的多囊卵巢只是其中一个，只符合一个标准不能诊断为多囊卵巢综合征。只是多囊卵巢，也无须治疗。

我这么年轻，
怎么会卵巢早衰呢？

> ## 线上问诊

年轻女孩

医生您好，我今年21岁，月经一直不规律，这两年总是2~4个月来一次，量也时多时少，去医院检查说是卵巢早衰。可是我这么年轻，怎么会卵巢早衰呢？

您好，卵巢早衰是指发生在40岁之前，有持续性继发性闭经的高促性腺激素性卵巢功能衰竭。卵巢早衰是高度异质性疾病，病因复杂，包括遗传因素、免疫因素、酶缺陷、外源性因素等，甚至还有无任何原因的特发性卵巢早衰。

建议进一步做个染色体的检查，看看有无染色体疾病，并开始性激素替代治疗，准备要孩子的时候建议赠卵体外受精，服用激素治疗的时候，也要监测月经，如果月经过期，要检查有无受孕，因为卵巢早衰有5%的受孕率。

付虹医生

◯ 知识延伸

是什么原因导致了卵巢早衰？

卵巢早衰是高度异质性疾病，病因复杂，包括遗传因素、免疫因素、酶缺陷、外源性因素等，以及无任何原因的特发性卵巢早衰。外源性因素包括：

1 盆腔手术

包括子宫切除、卵巢肿瘤剥除术、一侧卵巢切除术、输卵管结扎或切除术、子宫内膜异位症手术等盆腔手术。如果损伤了卵巢周围的血液供应，或直接损伤了卵巢组织，都可导致卵巢衰竭。有研究表明，手术后卵巢功能的变化源于手术对卵巢皮质的损伤，从而使卵巢内留存的对促性腺激素起反应的卵泡数减少，导致卵巢储备功能下降。

2 放疗和化疗

化疗对卵巢功能的损害主要与患者年龄，药物剂量及剂型有关。绝经前妇女辅助化疗的副作用包括细胞毒性的卵巢功能损害，其所引起的卵巢损害会破坏增生的颗粒细胞和间质细胞，也就是发育卵泡的最初成分，表现为次级卵泡数目减少，卵泡纤维化，没有卵泡。细胞毒性药物会引起月经不规律、月经过少、闭经和卵巢早衰，但是很难预测每一个接受化疗的个体是否以及何时发生卵巢早衰。

放疗可以达到控制肿瘤生长的目的，对盆腹腔进行放疗也会同时杀伤卵巢细胞。腹部和盆腔放疗的剂量小于 1.5 戈瑞时，对卵巢功能基本无影响；2.5~8 戈瑞会减少卵巢储备能力，增加流产和卵巢早衰概率，或发生暂时性卵巢早衰；8 戈瑞以上会引起卵巢早衰；20~30 戈瑞则发生永久性卵巢早衰。

3 环境因素及感染

吸烟、大量接触杀虫药、长期服用抗风湿药物（雷公藤）可能引起卵巢早衰。儿童期的流行性腮腺炎、严重的化脓性或结核性及淋菌性盆腔炎，都可造成卵巢早衰。

卵巢早衰的临床表现有哪些？

1 闭经

发生在青春期前的卵巢早衰表现为原发性闭经，无第二性征发育；发生在青春期后、40 岁前的卵巢早衰表现为继发性闭经，一般有第二性征发育；50% 的卵巢早衰女性表现为月经稀发或子宫不规则出血，渐至闭经；25% 的卵巢早衰女性表现为月经周期规律而突然闭经。

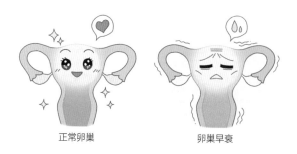

正常卵巢　　　　　　　　卵巢早衰

2　出现雌激素缺乏的症状

约 70% 的继发性闭经女性会出现像绝经女性那样的低刺激素症候群，包括潮热、出汗等血管舒缩症状，抑郁、焦虑、失眠及记忆力减退等神经症状，甚至阴道瘙痒、烧灼、干涩及性交痛，以及尿痛、尿急及排尿困难等。

3　自身免疫性疾病的表现

一部分卵巢早衰病人还会合并甲状腺疾病、糖尿病、类风湿性关节炎、系统性红斑狼疮、重症肌无力等。

卵巢早衰的具体治疗方法

结合雌激素 0.625~1.25 毫克 / 天，或戊酸雌二醇 2~3 毫克 / 天，共 21 天 / 月，未切除子宫者应在使用雌激素后 10~12 天加用孕激素；对近期出现闭经的卵巢早衰患者，应从足量起始。

促排卵会导致卵巢早衰吗?

一篇文章这样写道:女性一生中,从青春期发育到更年期绝经,只有400~500个卵泡,正常女性一个月一般排出1个卵泡,当体内的卵泡排尽,卵巢的功能也就开始退化了。如果女性胡乱服用促排卵药,一个月排出数个卵子,可能到了30多岁就会卵泡枯竭,更年期就提前来临了。

这段文字貌似逻辑清楚,对于要不上宝宝,需要促排卵治疗的女性朋友,无疑是晴天霹雳!但是表达的知识却不准确。

作为女性的性腺,卵巢的主要功能是产生卵子并排卵,以及分泌性激素,分别称为卵巢的生殖功能和内分泌功能。卵泡自胚胎形成后即进入自主发育和闭锁的轨道。

胚胎16~20周时,两侧卵巢共含600万~700万个卵泡(此时还是初级卵母细胞)。胚胎16周至生后6个月,初级卵母细胞形成始基卵泡。胎儿期的卵泡不断闭锁,出生时约剩下200万个,儿童期多数卵泡退化,至青春期只剩下30万个。

进入青春期后,卵泡由自主发育推进至发育成熟的过程,依赖于促性腺激素的刺激。女性一生中一般只有400~500个卵泡发育成熟并排卵不假,健康生育年龄的女性每个月经周期至少排出一个卵子也不假。但是生育期每月发育一批(3~11个)卵泡,经过募集、选择,其中一般只有一个优势卵泡可完全成熟,并排出卵子。

窦卵泡(AFC)的募集发生在月经的第1~4天。对正常年轻女性来讲,进入募集阶段的卵泡称为卵泡簇。

看过《甄嬛传》的女性朋友应该记得，小说一开始就是"云意春深"选秀的章节，甄嬛和来自各地的秀女站在一起，密密的一群人，端的是绿衣红袖、嫩脸蚕蛾，可是最后选秀的结果依然是几家得意几家愁，有的秀女被选上了，有的被皇帝撂了牌子。

卵泡的发育也是如此，都需要符合一定的水平，有些卵泡低敏感，而有些不敏感，只有敏感的卵泡才能进入生长的下一阶段。

促排卵的原理何在？

促排卵则是通过增加卵泡刺激素的剂量，使部分不敏感的卵泡进入敏感行列，进一步生长，达到成熟卵泡的标准，故通常情况下促排卵可以获得比自然周期更多的卵泡。

俗话说"识时务者为俊杰"，卵泡的发育也是如此，如发育中的卵泡不能紧跟形势，顺应形势（优势卵泡的发育），那么最终它仍不能成为成熟卵泡。

那些没有发育成熟的卵泡又去哪里玩耍了？

刚才我们讲到了卵泡自胚胎形成后即进入自主发育和闭锁的轨道。卵泡的闭锁又是啥情况？其实闭锁是胎儿妊娠7周即开始的过程，进入一个周期的卵泡虽然是一批，但是大部分女性的卵泡在自然周期中最终成熟的只有一个（选秀成功的那一个），其余的跟卵泡刺激素水平不能很好地匹配，都被淹没在历史的风尘中了（相应进入了闭锁阶段）。

促排卵用的是以后的卵子吗，会把以后的卵泡排光吗？

不是的！促排卵过程只是利用药物将原本该进入闭锁阶段的卵泡拉回到了生长的队列里，而不是将以后的卵泡都提前拉了过来。

使用的药物也不会影响以后的卵泡，静止期的卵泡是非促性腺激素依赖的，它们此时如同被催眠的公主处于沉睡期，并不发生反应。

综上所述，促排卵促的不是以后的卵泡，也不会把以后的卵泡提前排光，促排卵不会引起卵泡早衰或者卵巢早衰。

看到这里，打算要宝宝却被诊断为不孕症的女性朋友，是不是大大地松了一口气？促排卵不会导致卵巢早衰，但还是会导致一些并发症的发生，所以如果没有明确的医疗指征，不建议各位女性朋友盲目促排卵。

谣言清扫

谣言：有卵巢早衰就不用避孕了。

真相：卵巢早衰多为永久性疾病，但是与女性的自然绝经不同，卵巢早衰患者的卵巢功能可能不都是永久衰竭，有高达 1/5 的女性可能部分恢复卵泡生长、排卵，自行受孕率约为 5%。所以不想要宝宝的卵巢早衰患者，还是需要避孕的。

谣言：治疗卵巢早衰就是为了来月经，不想来月经就可以不治疗。

真相：治疗不只是为了恢复正常的月经，雌二醇的应用，可预防雌激素长期缺乏导致的骨质疏松和心脑血管疾病，补充女性原本具有的卵巢功能，是保证女性生活质量、维持身体健康（如减少骨质丢失等）的根本手段。

36 岁失去性趣，
可能是早发性卵巢功能不全

> ## 线上问诊

育龄女性

医生，我的月经周期延长了，40~50 天才来 1 次，经量也减少了，最近我对夫妻生活也失去了兴趣，去医院查激素，医生说我的卵巢功能衰退了，我是不是要绝经了？我才 36 岁。

您好，您可能是"早发性卵巢功能不全"，这种疾病是指女性在 40 岁以前出现卵巢功能减退，主要表现为月经异常（闭经、月经稀发或频发）、促性腺激素水平升高（卵泡刺激素大于 25 单位 / 升）、雌激素水平波动性下降。

付虹医生

○ **知识延伸**

早发性卵巢功能不全（POI）、
卵巢早衰和卵巢储备功能减退，如何区分？

卵巢早衰：女性 40 岁以前出现闭经、促性腺激素水平升高（卵泡刺激素大于 40 单位/升）和雌激素水平降低，并伴有不同程度的围绝经期症状，是 POI 的终末阶段。

卵巢储备功能减退（DOR）：指卵巢内卵母细胞的数量减少和/或质量下降，同时伴有抗苗勒管激素水平降低、窦卵泡数减少、卵泡刺激素水平升高。患者生育力降低，但不强调年龄、病因和月经状态。

早发性卵巢功能不全的常见病因、临床表现

常见病因包括遗传因素、医源性因素、免疫因素、环境因素等。

目前，尚有半数以上的 POI 患者病因不明确，称为特发性 POI。

临床表现主要有：

1 月经改变

原发性 POI 表现为原发性闭经。

继发性 POI 会先后出现月经周期缩短、经量减少、周期不规律、月经稀发、闭经等。

少数女生可出现无明显诱因的月经突然终止。

2 生育力显著下降或不孕

3 雌激素水平降低的表现

原发性 POI 表现为女性第二性征不发育或发育差。

继发性 POI 可有潮热、出汗、生殖道干涩灼热感、性欲减退、骨质疏松、骨痛、骨折、情绪和认知功能改变、心血管症状和心律失常等。

4 其他伴随症状

如心血管系统发育缺陷、智力障碍、性征发育异常、肾上腺和甲状腺功能低减、复发性流产等。

查体医生会发现什么？

原发性 POI 患者可存在性器官和第二性征发育不良、体态和身高发育异常。不同病因可导致不同受累器官的病变，出现相应的伴随体征。

继发性 POI 患者可有乳房萎缩、阴毛腋毛脱落、外阴阴道萎缩表现。

早发性卵巢功能不全如何诊断？

如果女生出现了月经周期缩短或者潮热、盗汗，心情也不好，或者对夫妻生活失去兴趣，是不是卵巢功能衰退呢？

一个疾病的诊断需要结合患者的病史、查体和辅助检查，同时排除鉴别诊断才可以确定。

POI 的诊断标准如下：

1   年龄小于 40 岁；

2   月经稀发或停经至少 4 个月以上；

3   至少 2 次血清基础 FSH 大于 25 单位/升（间隔大于 4 周）。

亚临床期 POI：FSH 水平在 15~25 单位/升，属高危人群。

同时结合病史、家族史、既往史、染色体及其他相关检查的结果，进行遗传性、免疫性、医源性、特发性等病因学诊断。

早发性卵巢功能不全如何治疗？

1   心理及生活方式干预放在首位

①缓解心理压力，尤其是年轻患者，仍有偶然自发排卵的情况，不要放弃。

②健康饮食、规律运动、戒烟，避免接触生殖毒性物质，增加社交活动和脑力活动。

③适当补充钙剂及维生素 D，尤其是已出现骨密度降低者。

2   遗传咨询

3   治疗，包括激素补充治疗和非激素治疗

其中的激素补充治疗不仅可以缓解低雌激素症状，还对心血管疾病和骨质疏松起到一级预防作用。

若无禁忌证，POI 患者均应给予激素补充治疗。由于诊断 POI 后仍有妊娠的机会，对有避孕需求者可以考虑激素补充治疗辅助其他避孕措施，或应用短效复方口服避孕药；有生育要求者则应用天

然雌激素和孕激素补充治疗。

与复方口服避孕药相比，激素补充治疗对骨骼及代谢有利的证据更充分。

想要宝宝怎么办？

赠卵体外受精－胚胎移植（IVF-ET）是 POI 患者解决生育问题的可选途径。

赠卵 IVF-ET 的妊娠率可达 40%~50%。

近期没有要宝宝打算，如何保存生育力？

保存生育力的方法包括胚胎冷冻、成熟卵母细胞冷冻、未成熟卵母细胞体外成熟技术、卵巢组织冷冻、促性腺激素释放激素激动剂。

如何呵护卵巢，预防卵巢功能衰退？

首先我们可以肯定的是，卵巢功能衰退是自然规律！

以精油护理为代表的所谓的卵巢保养，没有根据！爱美的姐妹就不要交智商税了。

吃哪些东西可以延缓卵巢衰老？

下面这些食物可能有一些帮助：

适量的维生素 C 和维生素 E，高钙饮食，植物雌激素例如大豆、扁豆、谷类、小麦、黑米、葵花子、洋葱等，富含叶酸的食物如绿色蔬菜、柑橘类水果及全谷类食物。可每周平均吃 5 次胡萝卜。

远离这些伤害卵巢的习惯：

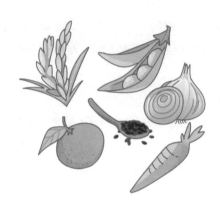

　　吸烟、嗜酒、用劣质染发剂和化妆、住刚装修的房子、乱补雌激素（雌激素补充要遵医嘱）。

　　除此之外你还需要做到：

　　1　在最佳受孕年龄（最好 29 岁之前）生育，并且母乳喂养，纯母乳喂养至少持续 6 个月。

　　2　保持规律卫生的夫妻生活。性生活和谐的女性性激素分泌正常，卵巢功能好，身体自然健康。

　　3　避免人工流产，不要宝宝的时候一定要避好孕。

　　4　饮食荤素搭配，营养均衡。不可盲目节食，保持正常的体重，避免过胖过瘦。

　　5　要运动起来，每周达到 5 天，每天 30 分钟的有氧运动。跑步、打球、游泳、跳舞、瑜伽等运动都可以选择。

　　6　每年查体一次，月经紊乱，及时就医。

　　7　保持充足的睡眠，不要熬夜。

　　8　保持心情轻松愉悦。

哪些因素会导致卵巢衰老呢？

1　年龄

一岁又一岁，年龄所致积累性损伤是卵巢衰老的主要影响因素，主要表现在卵泡数量、卵子质量及卵巢微环境等的改变。

2　遗传因素

遗传因素在卵巢衰老中起重要作用。投胎一直是个技术活儿，此话不假。

3　环境

大量流行病学调查及基础研究显示，环境污染可导致早发性卵巢功能不全发病率增加，不仅表现在卵巢内分泌功能改变，如雌、孕激素分泌异常，也可表现为卵泡数量和质量的下降。

常见的对卵巢功能造成损伤的化学污染物主要包括重金属、多环芳烃、农药、邻苯二甲酸酯、对羟基苯甲酸酯、4- 乙烯基环己烯及其衍生物、全氟辛酸以及大气悬浮颗粒物等。部分化学物质甚至就藏于女性日常护肤用品中。

另外，手机电磁辐射和噪声等物理性污染也是卵巢衰老的危险因素，不容忽视。

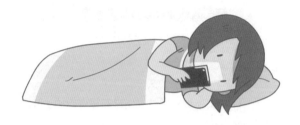

4 情绪、营养、职业、运动

春恨秋悲皆自惹，女人是水做的，细腻多情的同时，也多思多疑，情绪易波动。而焦虑、抑郁、职业倦怠、营养不良、长期运动负荷等应激状态，会导致下丘脑性闭经。

流行病学研究表明，压力大的女性更容易发生卵巢功能不良。

心理感知的压力导致女性长期处于应激状态，慢性社会心理应激使下丘脑分泌更多的促肾上腺皮质激素释放激素，进而导致 β - 内啡肽增加，引起高促性腺激素状态，从而抑制了卵巢功能，导致卵巢衰老。

5 吸烟、饮食、饮酒、运动等日常行为

社会中吸烟和饮酒的女性不在少数，但是吸烟和饮酒是日常行为中影响卵巢储备和功能的常见因素。

吸烟的危害，地球人都知道。对女性而言，吸烟可使血清抗苗勒管激素降低，绝经年龄提前 1~2 年。

小酌怡情，大饮伤身。过量的酒精不仅可以直接损伤性腺，导致卵巢皱缩，还能间接加速大脑损伤，影响脑垂体激素的分泌，影响卵巢功能。

6 医疗

手术会出现影响卵巢供血、电凝热损伤、缝合过紧过密等问题，导致卵巢皮质缺血坏死，降低卵巢储备和功能。

化疗影响卵巢功能的两个主要因素是患者年龄和化疗药物种类。

卵母细胞对射线非常敏感，20 戈瑞的卵巢放射量足以破坏小于 40 岁的年轻女性的原始卵泡，从而导致卵巢功能衰退，而 6 戈瑞的剂量即可以导致几乎所有大于 40 岁的女性发生卵巢功能衰退。

7 细菌和病毒

目前新冠病毒疫情弥漫全球，而细菌或病毒感染也是导致卵巢衰老的因素之一。

腮腺炎病毒、水痘 – 带状疱疹病毒、巨细胞病毒、人类免疫缺陷病毒和盆腔结核分枝杆菌等的感染，可能导致卵巢炎，进而引发卵巢早衰。

感染结束后，大多数患者卵巢功能可恢复。幼女腮腺炎、性卵巢炎可能导致原发性闭经。

8 免疫因素

自身免疫异常在 POI 中占 10%~30%，如阿迪森氏病、桥本氏甲状腺炎等。

另外，一些合并疾病如糖尿病、子宫内膜异位症等，和卵巢衰老也具有相关性。

子宫内膜还能离开子宫，
去别的地方安家？

**育龄
女性**

医生您好，我今年 26 岁，一直有痛经的毛病，最近 2 年疼痛越来越重，我在网上查到这可能是得了子宫内膜异位症。请问这种病严重吗？

您好，子宫内膜异位症，简称内异症，是指子宫内膜组织（腺体和间质）出现在了子宫体以外的部位，如卵巢、宫骶韧带、直肠子宫陷凹和子宫后壁下段、盆腔腹膜、输卵管和宫颈，以及阑尾、膀胱、直肠等部位。

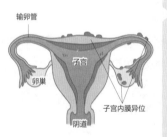

**付虹
医生**

如同子宫的内膜每个月会剥脱来月经一样，异位于这些地方的子宫内膜也会随着卵巢激素变化而发生周期性出血，导致周围纤维组织增生和囊肿的形成，在病变区出现紫褐色斑点或者小疱，最终发展为大小不等的紫褐色实质性结节或包块。子宫内膜异位症可引起痛经、不孕、性事异常等。建议您及时到医院检查治疗。

付虹
医生

◯ 知识延伸

子宫内膜异位症常发生于下列情况

1 痛经与子宫内膜异位症有明显关系，有痛经者多有子宫痉挛，子宫痉挛可导致经血逆流，导致内膜细胞的种植。

2 初潮年龄早（≤ 11 岁），周期短（≤ 27 天），可增加子宫内膜异位症的发病风险。这与周期短、月经频率增多、经血逆流种植机会增加有关。

3 不孕是发生子宫内膜异位症的危险因素。

4 随着世界范围内污染的加重，子宫内膜异位症的发病率升高。

子宫内膜异位症不常发生于下列情况

1 近期应用口服避孕药者与未应用者比，发生子宫内膜异位症的危险较低。

2 怀孕期间，月经停止来潮，无经血逆流，从而无子宫内膜的种植，避免了子宫内膜异位症的发生。也就是说，多生孩子的女性，比少生或不生孩子的女性，子宫内膜异位症的发病率要明显降低。

子宫内膜异位症有哪些表现?

1 下腹痛和痛经:疼痛是内异症的主要症状,典型症状为继发性痛经、进行性加重。疼痛多位于下腹、腰骶及盆腔中部,有时可放射至会阴部、肛门及大腿,常于月经来潮时出现,并持续至经期。但也有 27%~40% 的患者无痛经,因此痛经不是内异症的必需症状。

2 不孕:内异症不孕率高达 40%,不过引起不孕症的原因复杂。

3 性交不适:一般表现为深部性交痛,月经来潮前性交痛最明显。

4 月经异常:15%~30% 的患者有经量增多、经期延长或月经淋漓不尽,以及经前期点滴出血。

5 其他特殊症状:肠道内异症可出现腹痛、腹泻、便秘和周期性少量便血;膀胱内异症常在经期出现尿频和尿痛;剖宫产手术、会阴侧切手术,常会在术后数月甚至数年出现周期性瘢痕处疼痛。

巧克力囊肿

调皮的子宫内膜到了子宫的外面,比如到达卵巢安营扎寨后,随着月经周期激素的变化,它也不会闲着,会随之增殖,随后发生脱落。如果异位内膜侵犯卵巢皮质并在其内生长，反复周期性出血，就会形成单个或多个囊肿型的典型病变。囊肿大小不一，直径多在5厘米左右，大至10~20厘米，内含暗褐色、似巧克力糊状陈旧血性液体，

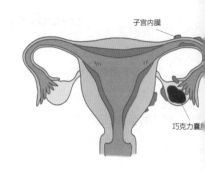

子宫内膜

巧克力囊肿

所以我们把它形象地称为卵巢巧克力囊肿。

当这种囊肿直径≥4厘米，或者合并不孕，或者痛经药物治疗无效时，就需要手术治疗了，手术以腹腔镜为首选。手术切除内异症病灶可有效缓解症状。手术后症状复发率较高，年复发率高达10%，故手术后应辅助药物治疗并长期管理。

子宫内膜异位症的治疗

根据患者年龄、症状、病变部位和范围，以及对生育的要求选择治疗方法，强调个体化治疗，包括期待治疗、药物治疗和手术治疗。

对轻度、无妊娠要求的内异症患者，可以期待观察，口服前列腺素合成酶抑制剂对症止痛即可，但是希望生育者就不能期待了，应想办法促其妊娠。

因为子宫内膜异位症会出现不孕的表现，所以如果您确诊了这种病，我们妇科医生多会好心地劝您早点结婚生子，因为怀孕就是

对这种病非常好的治疗方式。

妊娠期间，月经停止来潮，无经血逆流，从而无子宫内膜的种植。同时大量孕激素可致异位内膜发生蜕膜样改变，以致坏死萎缩，同时，分娩导致的宫颈松弛，可减少经血潴留宫腔和逆流的机会。

子宫内膜异位症合并不孕的患者的治疗原则：

1　首先按照不孕的诊疗路径进行全面的不孕症检查，排除其他不孕因素。

2　单纯药物治疗对自然妊娠无效。

3　腹腔镜是首选的手术治疗方式。手术需要评估内异症的类型、分期及内异症生育指数评分，可评估内异症病变的严重程度并评估不孕的预后，根据EFI评分给予患者生育指导。

4　年轻、轻中度内异症、EFI评分高者，术后可期待自然妊娠6个月，并给予生育指导；EFI评分低、有高危因素（年龄在35岁以上，不孕年限超过3年，尤其是原发性不孕症、重度内异症、盆腔粘连、病灶切除不彻底、输卵管不通）者，应积极进行辅助技术助孕。助孕前应使用促性腺激素释放激素激动剂（GnRH-a）预处理，通常应用3~6个月。

5　复发型内异症或卵巢储备功能下降者，建议首选辅助生殖技术。

如何预防子宫内膜异位症?

根据子宫内膜异位症发生的原因，为了预防子宫内膜异位症的发生，可采取下列措施：

1 月经期间应避免不必要的妇科检查及妇科手术，必须检查或手术时切忌过度用力挤压子宫，以防将子宫内膜挤入输卵管，引起腹腔子宫内膜种植。

2 月经期间避免做宫腔内手术如输卵管通畅试验，一定要在月经干净后 3~7 天进行，如果经血未净时手术，会导致子宫内膜碎屑经输卵管进入腹腔，造成异位种植。

3 坚持避孕，不做或少做人工流产术，由于人工流产术采用负压吸宫，如果在手术操作时使用的压力及方法不适当，也可造成血液倒流入腹腔，引起子宫内膜异位种植。

4 避免医源性种植，在行子宫肌瘤剔除术，尤其是手术时穿透子宫腔者，或行剖宫产、剖宫取胎手术者，都应保护好手术切口，以免将子宫内膜碎屑种植于切口，造成腹壁切口子宫内膜异位症，或带入盆腔种植，造成盆腔子宫内膜异位症。

5 注意经期卫生，月经期禁止性生活。

子宫腺肌症严重吗 ?

> 线上问诊

中年女性

医生您好，最近一年，我每到经前 2~3 天，就开始下腹痛，持续到月经结束。来月经后，腹痛厉害，严重时还会出现恶心、呕吐、大汗淋漓，口服止痛药根本无效。我在网上查到这可能是得了子宫腺肌症，请问这种病严重吗？

付虹医生

您好，当子宫内膜腺体及间质侵入子宫肌层时，称为子宫腺肌症。多发生于 30~50 岁的经产妇。出现继发性、渐进性加剧的痛经为本病的主要症状。疼痛位于下腹正中，常于经前 1 周开始，直至月经结束。

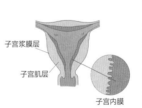

子宫肌腺症

也有 35% 患者无典型症状。40%~50% 的患者有月经量增多的症状，一般大于 80 毫升，影响女性身体、心理、社会和经济等方面的生活质量。建议您尽快到医院进行检查治疗。

◯ 知识延伸

子宫腺肌症如何诊断?

可根据下列情况做出初步诊断:典型的进行性加重的痛经和月经过多史,子宫均匀增大或局限性隆起、质硬且有压痛并伴有月经的改变。还要结合相关的检查结果。

B型超声的特点为:①子宫呈均匀性增大,轮廓尚清晰。②子宫内膜线可能无改变,或稍弯曲。③子宫切面回声不均匀,有时可见有大小不等的无回声区。

核磁共振检查常用T2重影像诊断子宫腺肌病,图像表现为除正常的子宫内膜强回声外,还环绕一低强带信号,厚度大于5毫米的不均匀的回声带为子宫腺肌症的典型影像。月经前后对比检查,图像发生变化,对诊断有重要意义。同时该检查方法可以鉴别子宫肌瘤与子宫腺肌症,具有重要的临床意义。

CA125检查:腺肌症会引起CA125升高,虽在诊断上特异性不高,可在监测疗效上有一定的价值。

子宫腺肌症如何治疗?

一般根据患者的症状、年龄和生育要求而定,目前尚没有根治性的有效药物。

对于症状较轻、有生育要求及近绝经期患者，可试用达那唑、孕三烯酮或 GnRH-a 治疗，均可以缓解症状，但是用药有副作用，且停药后容易复发。

年轻或者希望生育的腺肌症患者，可以尝试病灶挖除术，但是术后仍有复发的风险，一般术后也需要用药。

对于症状严重、无生育要求或药物治疗无效的患者，应该进行全子宫切除术。是否保留卵巢，取决于卵巢有无病变和患者的年龄。

"曼月乐"节育器可以治疗子宫腺肌症?

前面我们提到过，雌激素导致子宫内膜增厚，此时的子宫内膜叫作增殖期子宫内膜。排卵后，孕激素将增殖期子宫内膜转化为分泌期子宫内膜，雌、孕激素撤退，月经来潮。子宫内膜越厚，经血也就越多。

曼月乐环的有效作用成分是一种孕激素——左炔诺孕酮，其在子宫腔内缓慢释放，造成局部较高浓度的左炔诺孕酮环境。这种状态会下调子宫内膜雌、孕激素受体表达，使在位和异位子宫内膜对血液循环中的雌激素（雌二醇）失去敏感性，从而发挥抑制内膜增生和减少内膜供血的作用，达到减少月经量并改善痛经的效果，缓解和阻止子宫腺肌症的发展。目前能够治愈子宫腺肌症的方法依然是全子宫切除术。

并非所有子宫腺肌症患者都能戴曼月乐环，能否戴曼月乐环应由医生根据病情做出决定。

一年内有生育愿望的患者，不推荐使用曼月乐环；

子宫腔形态不正常，如黏膜下肌瘤导致宫腔严重变形，或宫腔粘连、宫腔狭小的患者，不推荐使用曼月乐环；

具有使用孕激素禁忌证的患者不能使用曼月乐环；

月经过多致严重贫血的患者，待贫血基本纠正后才能使用曼月乐环；

子宫体积过大的患者，可以通过医生的药物预处理，缩小子宫体积后，再使用曼月乐环。

谣言清扫

谣言：放置曼月乐环治疗子宫腺肌症，就可以高枕无忧了。

真相：曼月乐环中左炔诺孕酮的总载量约为 52 毫克，佩戴初期每天会释放 20 微克，总释放时长为 5 年，超过 5 年使用时限，曼月乐环的治疗作用将会降低。

因此，对于已使用曼月乐环 5 年的患者，如果尚未到绝经年龄，应在医生建议下更换新的曼月乐环，或选择其他药物或手术治疗。

子宫里面长了息肉，要不要紧？
需要手术吗？

> **线上问诊**

育龄女性

医生好，我今年34岁，平时月经规律，近5年月经周期28~30天一次，4~5天血止，但是月经量很多，还有大血块，有轻微痛经，量多时头晕、乏力，严重时影响工作。西药、中药吃了不少，可是月经量没有明显改善。身体健康，有性生活史，没有孕产史。去医院诊断为子宫内膜息肉，请问这个息肉要紧吗？需要做手术吗？

付虹医生

您好，对于小的、无症状的息肉，可以考虑保守治疗；不推荐药物治疗息肉；如果出现明显的月经延长、月经量过多、不规则的经间期出血等异常子宫出血，或者宫腔内赘生物无法完全排除恶性时，建议手术治疗。宫腔镜直视下息肉电切除术是首选的治疗方式。

子宫内膜息肉是什么？有什么表现？

子宫内膜息肉是指子宫内膜在雌激素的长期、持续作用下形成的局限性增生，由内膜腺体、厚壁血管及间质构成，形成带蒂肉质瘤体，突向宫腔。

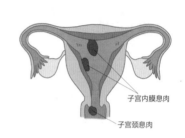

子宫内膜息肉

子宫颈息肉

子宫内膜息肉为激素依赖性疾病，高雌激素、低孕激素状态可导致子宫内膜过度增殖，促使子宫内膜息肉的发生。

有过反复宫腔操作、流产及放置了宫内节育器的患者，子宫内膜息肉的发病率较高，这与操作过程中激活炎症反应有关。

除了月经量多，子宫内膜息肉常见的表现还有经期延长及经间期出血，在绝经后主要表现为不规则阴道出血，但是一部分子宫内膜息肉在临床上无症状，只有在超声或宫腔镜检查时才能被发现。

子宫内膜息肉引起异常出血的原因是，子宫内膜息肉突出于子宫内膜表面，由中间单个营养血管供应的核和披覆的功能层内膜组成。其功能层内膜常常标新立异，不与宫腔正常内膜同步发育。结果就是经间期点滴出血，也就是不来月经的时候却出现了私处的出血。

子宫内膜息肉的诊断

关于子宫内膜息肉的诊断，美国妇科腔镜学会《子宫内膜息肉临床实践指南（2015版）》中明确指出：

1 经阴道超声（TVUS）检查出子宫内膜息肉的敏感性为86%，特异性为94%，但子宫肌瘤等疾病在TVUS中与子宫内膜息肉很难区分。

2 彩色多普勒超声可以提高子宫内膜息肉的检出率（敏感性特异性均提高至95%），有助于增生分化和恶变息肉的检出。但对于怀疑息肉恶变患者的检查，其检查结果仍无法代替病理结果。

3 注射生理盐水超声（SIS）或凝胶超声，也可提高TVUS对子宫内膜息肉的检查准确性，甚至有研究指出，其检查结果与宫腔镜诊断子宫内膜息肉没有显著差异。但SIS和凝胶超声存在无法确定病变性质、掌握困难、引起患者不适等缺点。

4 不再支持盲检，盲检敏感性低至8%~46%，不再应用于子宫内膜息肉的诊断。

5 宫腔镜引导下活检仍为诊断子宫内膜息肉最常见的检查方法，并且具有最高的敏感性与特异性。

简单而言，子宫内膜息肉诊断的方法有多种，包括经阴道超声、子宫输卵管碘油造影、子宫声学造影检查、宫腔镜检查。

经阴道超声的最佳检查时间为月经净后至周期第10天之前（内膜增生期），最好就是月经干净3~5天内，但超声学检查不具有特异性，三维超声的应用可提高经阴道超声的分辨率。

此时子宫内膜较薄，结构较为清晰，息肉与内膜容易区分，更有利于超声判断。而月经周期的第 10 天以后，由于子宫内膜增厚、回声增强，子宫内膜息肉与子宫内膜没有明显的分界，因此会影响超声的判断。

宫腔镜检查是目前应用最广泛的一种能够直视子宫内膜的诊断方法，被视为诊断内膜病变的金标准。其优点有：①直视宫腔，可明确息肉大小、数目、位置等；②漏诊率低，可同时探查息肉根部及息肉周围内膜情况；③宫腔镜检查结果与最终病理组织检查结果的吻合率较高。

子宫内膜息肉的手术指征

1 子宫内膜息肉患者，如果出现明显的月经延长、月经量过多、不规则的经间期出血等异常子宫出血，或者宫腔内赘生物无法完全排除恶性，建议手术治疗。

2 不孕症女性切除息肉，可以提高自然受孕能力。

3 做试管婴儿之前切除息肉，有助于提高试管婴儿成功率。

4 有生育要求者，如果息肉较大，直径超过 10 毫米，建议手术后再试孕，可以提高受孕概率。

子宫内膜息肉的治疗

"期待治疗"也是一种治疗。功能性子宫内膜息肉来源于成熟子宫内膜，可随体内激素水平波动发生周期性变化，尤其是直径<1厘米的息肉，月经来潮时可部分或全部自行脱落。对于小的、无症状的息肉，可以考虑保守治疗；不推荐药物治疗息肉；宫腔镜息肉切除术是治疗的金标准，证据表明75%~100%的病例通过宫腔镜息肉切除术明显改善了子宫异常出血的症状。

手术时机一般在月经干净后3~7天。被切除的组织需要全部送病理检查。无条件的地区，也可以选择诊刮，但因为无法看到宫腔，容易漏掉，特别是刮不干净息肉的根部，容易复发，因此一般不推荐。

切除息肉后如果短期内没有生育计划，可以放置曼月乐，提供高效避孕的同时，持续抑制息肉复发。

子宫内膜息肉术后总体的复发率为2.5%~3.7%，主要复发原因是息肉生成的原因没有去除，其次是息肉根部没有切干净。

宫腔镜下子宫内膜息肉电切手术，能在直视下将息肉及其根部完整切除，而保留周围的内膜组织。因此，所谓的"复发"可能为"新生"息肉，但很难明确新生息肉远离还是接近原来的息肉。而单纯诊刮这类盲操作，在60%~87%的息肉病例中无法完整切除之，这些患者残存的息肉不应认为是真正的复发。

宫颈息肉是什么？

宫颈息肉是子宫颈腺体和间质的局限性增生。慢性炎症的长期刺激使宫颈管局部黏膜不断增生，增生组织向子宫颈外口突出形成息肉。检查可见子宫颈息肉通常为单个，也可为多个，红色，质软而脆，极易出血。可于同房后或者阴道检查后发生出血。呈舌形，可有蒂，蒂宽窄不一，根部可附在子宫颈外口，也可在子宫颈管内。宫颈息肉大部分是良性的，却也有极少恶变率，文献报道在 1% 以下。由于炎症长期存在，去除息肉后仍易复发。

宫颈息肉治疗

传统治疗方法是用血管钳钳夹息肉，从蒂部摘除。如出血，用棉球压迫即可。

目前处理宫颈息肉时应该用宫腔镜评估宫腔，尤其是对于有异常子宫出血者，以便做出正确诊断和治疗。25% 的宫颈息肉同时存在子宫内膜息肉，6% 的宫颈息肉来源于子宫腔。如果只是用传统的方法，极可能遗漏宫颈管里面和宫腔内的息肉。

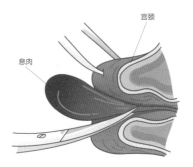

宫颈

息肉

血管钳钳夹息肉

小贴士

○ 术后注意事项：

○ 因本病易复发，应定期复查，每 3 个月复查 1 次；

○ 手术摘除标本应常规行病理检查，若有恶变，应及时给予相应治疗；

○ 注意保持外阴清洁；

○ 在创面未愈合期间，禁止性生活、盆浴、游泳等。

宫颈糜烂到底该不该治?

> 线上问诊

育龄女性

您好,医生,我26岁,同房后出血,在一家妇科医院(私立)做检查显示三度宫颈糜烂,有接触性出血,宫颈TCT和HPV检查正常,医生推荐我做微创。您觉得最好的治疗办法是什么呢?我不太想做手术,我怕影响以后的分娩。

您好,可以首选药物治疗,反复药物治疗无效,可以选用物理治疗。包括激光、冷冻、微波等方法,治疗前必须常规筛查(宫颈TCT和人乳头瘤病毒[HPV]检查)除外宫颈癌和宫颈癌前病变。

付虹医生

如何正确对待宫颈糜烂？

育龄期的女性多发生宫颈糜烂，因为生理性柱状上皮异位多见于青春期、生育年龄女性分泌雌激素旺盛者、口服避孕药或妊娠期。

而这种生理性柱状上皮异位在宫颈上面的表现就是宫颈糜烂。因为雌激素的作用，鳞柱交界部外移，宫颈局部呈现糜烂样改变外观。

我们妇科医生通过常规的妇科检查，肉眼就可以看到宫颈，有的宫颈红润光滑，赏心悦目；有的宫颈发红，还有颗粒状的外观，观感令人不悦。

绝经后的女性绝大部分都有光滑的宫颈，育龄期的女性朋友却宫颈糜烂的居多，这是为什么呢？这是给我们女性朋友带来美丽容颜的雌激素捣的鬼。

雌、孕激素的正常分泌和有序的合作给我们女性朋友带来规律的月经，有了排卵，雌、孕激素才会协调。皮肤虽然远离卵巢，可是它有雌激素受体，是重要的雌激素靶器官之一。雌激素对女性一生中皮肤的变化起到了十分重要的影响。

雌激素使真皮增厚，结缔组织内胶原分解减慢；使表皮增殖，充满弹性且供血改善；雌激素带来美丽容颜，皮肤白嫩、有光泽和弹性、胸部丰满、头发浓密，在男人和女人看来都很有魅力的女性，普遍雌激素水平偏高。

雌激素分泌充足良好，在宫颈上的表现是什么呢？

宫颈上皮由外至内分别由阴道鳞状上皮和宫颈管柱状上皮共同组成，两者交接部位在宫颈外口，但此交接部并非恒定，而是随着体内雌激素水平的变化而移动。在青春期和生育期，尤其是妊娠期，雌激素增多，柱状上皮向外移至宫颈阴道部，绝经后雌激素水平低落，柱状上皮"回迁"至宫颈管。

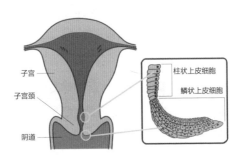

当宫颈鳞状上皮脱落时，脱落面会被柱状上皮覆盖，柱状上皮非常薄，其下方间质内的毛细血管会隐隐透出，因此呈现为红色。所以这种雌激素充分表现后的宫颈糜烂并非真正的糜烂，而是我们育龄期女性朋友的一种正常的表现，就如同我们拥有的美丽容颜一样，宫颈糜烂也是我们年轻的一种标志。

当然，我们每个人的原始鳞－柱交接部，母体雌激素水平不同，影响位置不同，因此转化区的形态是不一样的，有的人鳞－柱交界部长得靠外，那她就会出现"宫颈糜烂"；另有一些人，交界部长得靠近宫颈管内部，就会表现为宫颈光滑。

但是，除了正常的生理现象，宫颈上皮内瘤变（例如子宫颈鳞状上皮内病变 [SIL]）、宫颈早期癌变，也可导致宫颈糜烂样改变。当查体发现宫颈糜烂，却没有任何症状时，您还需要做宫颈癌的早期筛查，包括宫颈细胞学检查和 HPV 检测（30 岁以上建议同时筛查 HPV），出现问题时应进一步做阴道镜检查及病理活检，进一步诊断。

有症状的宫颈糜烂如何处理？

"宫颈糜烂"可以与宫颈炎同时存在，当出现白带增多、呈脓性，出现经间期出血、性交后出血等不适的时候，您除了需要做宫颈癌的早期筛查 TCT、HPV，还须按照宫颈炎的诊断标准进行诊断，同时筛查淋菌、衣原体等致病微生物。发现微生物感染时，可使用抗生素进行治疗。

物理治疗是目前治疗有症状的宫颈糜烂最常用的方法之一，具有疗程短、疗效好的优点，适用于中度、重度糜烂，糜烂面积较大，炎症浸润较深的患者。治疗原理在于使糜烂面坏死、脱落，使原有柱状上皮被新生鳞状上皮覆盖。一般只需治疗一次即可治愈。

物理治疗注意事项：

1　治疗前，应常规行宫颈癌筛查。

2　没有急性生殖道炎症。

3　治疗时间选在月经干净后 3~7 天内进行。

4　物理治疗后阴道分泌物会增多，甚至有大量水样排液，术后 1~2 周脱痂时可能有少许出血。

5　在创面尚未完全愈合期间（4~8周）禁盆浴、性交和阴道冲洗。

6　物理治疗有引起术后出血、子宫颈狭窄、不孕、感染的可能，治疗后应定期复查，观察创面愈合情况直到痊愈，同时注意有无子宫颈狭窄。如检查有狭窄，需要医生及时予以适当分离或扩张。术后的患者还要禁止性生活2~3个月。

做了物理治疗，会影响以后要宝宝吗？

上述包括激光、冷冻、微波、红外线凝结、波姆光治疗等方法在内的治疗属于物理治疗，不属于手术，一般而言对宫颈的伤害也小于手术，不会影响后续要宝宝。

接受治疗的患者日后妊娠和分娩时要告知医生宫颈治疗史，以防止分娩时发生宫颈裂伤或宫颈性难产。

相比较而言，物理治疗中的冷冻治疗不形成瘢痕，因此一般不会发生宫颈狭窄，对有生育要求的女性比较合适。

而对于无症状的宫颈糜烂，如果宫颈防癌筛查和阴道分泌物的结果也正常，我们只要观察和定期做检查就可以了，不需要花费巨资去治疗。

● 名词解释

靶器官: 也叫目标器官,为免疫细胞和免疫因子的作用目标。有三个定义:①指某一疾病或某一药物专门影响、针对的器官。比如心脏、大脑、肾脏、血管是高血压的靶器官。②化学物质被吸收后可随血流分布到全身各个组织器官,但其直接发挥毒作用的部位往往只限于一个或几个组织器官。③因某种毒物或环境污染物的进入,机体内首先达到毒作用的临界浓度的器官。这些都称为靶器官。

接触性出血: 于性生活后或妇科阴道检查后,立即有鲜血流出。若有接触性出血,应考虑急性宫颈炎、宫颈息肉、宫颈病变、黏膜下肌瘤或者宫颈癌的可能。

子宫颈鳞状上皮内病变: 是与宫颈浸润癌密切相关的一组宫颈病变,常发生于 25~35 岁女性。子宫颈鳞状上皮内病变反映了宫颈癌发生发展的连续过程,通过筛查发现子宫颈鳞状上皮内病变,及时治疗高级别病变,是预防宫颈浸润癌行之有效的措施。

我都绝经了，
子宫肌瘤怎么还在 ？

> ## 线上问诊

中年
女性

医生，我今年 54 岁，已经绝经 2 年半了，到医院的妇科打算取环，做了 B 超，结果显示：子宫肌瘤 2 厘米 × 1.2 厘米，右卵巢囊性肿物 3 厘米 × 2.5 厘米大小。我绝经前查 B 超，子宫附件都好好的，没有长东西，绝经了却发现了子宫肌瘤和卵巢肿物，这怎么可能，绝经了还会长妇科肿瘤吗？

付虹
医生

您好，绝经后子宫肌瘤、卵巢子宫内膜异位症（巧克力囊肿）、子宫腺肌症等雌激素依赖性疾病一般情况下不再进展。但也有极少数子宫肌瘤可发生恶变（肉瘤变），多表现为阴道不规则流血、腹痛、腹部包块。

建议您做肿瘤标志物的检查，如果结果提示正常，那么卵巢肿物良性的可能性大。请本次取环 3 个月后再复查盆腔超声，有不舒服的情况随时就诊。

◯ 知识延伸

子宫肌瘤是什么?

子宫肌瘤,顾名思义,就是长在子宫上的良性肿瘤,由平滑肌和结缔组织组成,又称为子宫平滑肌瘤。因为子宫肌瘤的生长依赖卵巢分泌的雌、孕激素,所以多数子宫肌瘤会在绝经后萎缩。

在育龄女性中,子宫肌瘤的发病率为25%,随年龄增大,子宫肌瘤发病率增加,50岁时,子宫肌瘤发病率高达70%~80%。四个女人中,至少有一个就有子宫肌瘤,比青春痘的发病率还高,你还怕什么?

发病率如此高的子宫肌瘤,发生恶性病变率一般认为小于0.50%(0.13%~2.02%)。最近的一篇综述的结果显示,子宫肌瘤的恶变率为0.26%,而且,子宫肌瘤生长迅速也不能确定就是子宫肌瘤恶变的先兆,但是绝经后子宫肌瘤生长迅速或出现症状,应高度怀疑肌瘤恶变。

子宫肌瘤好发于性激素分泌旺盛的育龄期妇女,青春期前少见,而绝经后发展停止或肌瘤缩小。

你也许会说,青春痘当然是长在别人脸上最好,子宫肌瘤也一样,子宫肌瘤发病率再高也是疾病,是疾病对身体就会有伤害。

导致子宫肌瘤的危险因素

导致子宫肌瘤的危险因素除潜在的遗传因素外，还有如下因素：

1 未生育、初潮早（小于 10 岁）的女性发生子宫肌瘤风险增加，初潮年龄大于 16 岁者风险降低。因为子宫肌瘤是激素依赖性疾病，雌激素和孕激素都是肌瘤的主要促进因素，绝经后性激素水平降低；行经次数增加、月经失调病史也会增加子宫肌瘤的发病率。

2 体重：肥胖与子宫肌瘤发病率增加相关，原因可能是脂肪过多增加外周雄激素向雌激素转化等。

3 饮食：有研究表明，牛肉等肉类食物会增加子宫肌瘤的发病风险，而绿色蔬菜饮食降低其风险。维生素、纤维蛋白、植物雌激素的摄入是否与子宫肌瘤发生有关，仍不清楚。

4 妊娠：多产减少子宫肌瘤的发生和数量。孕期肌瘤细胞会同子宫一样增大，而理论上产后肌瘤会较产前减少或不变。

5 内科合并症如高血压、糖尿病等，都会增加患子宫肌瘤的风险。

子宫肌瘤的分型和表现

子宫肌瘤可单个生长，也可多发，大小不等。根据生长位置不同，子宫肌瘤通常被分为三类：浆膜下子宫肌瘤（向子宫外生长），肌壁间肌瘤（在子宫肌层内生长），黏膜下肌瘤（向子宫腔内生长）。

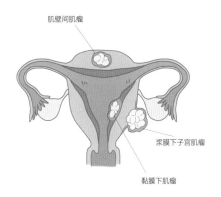

肌壁间肌瘤

浆膜下子宫肌瘤

黏膜下肌瘤

子宫肌瘤的表现：

1　多数子宫肌瘤患者无症状，仅在体检时偶然发现。

2　经量增多及经期延长：这是子宫肌瘤最常见的症状。多见于大的肌壁间及黏膜下肌瘤。黏膜下肌瘤伴有坏死感染时，可有不规则阴道流血或血性、脓性排液；长期经量增多可继发贫血，出现乏力、心悸等症状。

3　白带增多。

4　压迫症状：子宫前壁下段肌瘤可压迫膀胱引起尿频、尿急；宫颈肌瘤可引起排尿困难、尿潴留；子宫后壁肌瘤可引起下腹坠胀不适、便秘等症状。

此外，肌瘤红色样变多见于妊娠期和产褥期，有急性下腹痛，伴呕吐、发热及肿瘤局部压痛；浆膜下肌瘤蒂扭转可有急性腹痛；子宫内膜下肌瘤由宫腔向外排出时也可引起腹痛；黏膜下和引起宫腔变形的肌壁间肌瘤可引起不孕或者流产。

子宫肌瘤的治疗

可以肯定的是，对于有症状的子宫肌瘤，子宫切除术是最彻底的治疗方法。但是对于有生育要求或渴望保留子宫的患者，不是首选的治疗方案。所以，子宫肌瘤的治疗，必须遵循个性化治疗原则。

1 观察等待。无症状的子宫肌瘤一般不须治疗，特别是近绝经期的女性。绝经后肌瘤多可萎缩，症状消失。但是观察期间也需要医生 3~6 个月随访一次，若出现症状可考虑进一步治疗。

2 药物治疗。主要有促性腺激素释放激素激动剂、米非司酮等。

3 手术治疗。适用于以下几种情况：月经过多致继发贫血；严重腹痛、性交痛或慢性腹痛、由蒂肌瘤扭转引起的急性腹痛，药物治疗无效；肌瘤体积大或者引起膀胱、直肠等压迫症状；能确定肌瘤是不孕或反复流产的唯一原因；怀疑肉瘤变（恶变）。手术方式有开腹、经阴道或经宫腔镜及腹腔镜进行。

此外，还有子宫动脉栓塞术。此方法已经经过长期随访，符合适应证的患者疗效可靠。新的聚焦消融技术令人期待，但缺乏长期随访数据。

子宫肌瘤和怀孕

子宫肌瘤患者中约有 25% 合并不孕；不孕患者中有 5%~10% 与子宫肌瘤有关。

对于想要孩子的女性朋友，最担心的就是自己的子宫肌瘤是否影响怀孕，以及是否需要在孕前把子宫肌瘤切了。

有生殖需要的子宫肌瘤患者，不推荐孕前行子宫肌瘤切除术，除非曾有子宫肌瘤导致妊娠并发症病史。

妊娠期发现子宫肌瘤，需要对母儿进行额外的监测，因为孕后，有的肌瘤会增大导致流产，还有的肌瘤会发生红色样变。

对临床症状明显或不孕者，应手术治疗，特别是肌瘤导致子宫形态改变，且紧邻内膜，直径大于 5 厘米者，更应考虑手术治疗。

研究显示：肌瘤数目越多，瘤体越大，越影响术后受孕；孕妇年龄越高，受孕机会越小。子宫肌瘤剔除术后可以提高妊娠率。

说好的更年期月经不调，
怎么变成了"子宫内膜癌"

> ## 线上问诊

中年
女性

您好医生，我今年 54 岁，平素月经规律，30 天来一次，每次持续 7 天。经量一直多，无痛经。最近 2 年我的月经没有结束的意思，还出现了紊乱，尤其是最近半年，20~30 天来一次，每次经期持续 10~20 天，量时多时少，伴血块。请问是怎么回事？

您好，建议您住院做妇科检查、血常规、盆腔 B 超等，必要时做宫腔镜检查 + 诊刮，排除子宫内膜器质性病变，比如子宫内膜癌。

付虹
医生

○ 知识延伸

什么是子宫内膜癌？

女性生殖道三大恶性肿瘤（宫颈癌、子宫内膜癌、卵巢癌）之一的子宫内膜癌，是发生在子宫内膜的一组上皮性恶性肿瘤，以来源于子宫内膜腺体的腺癌最常见。子宫内膜癌的平均发病年龄为60岁，超过55岁没绝经的女性是子宫内膜癌的高发人群。子宫内膜癌在我国居女性生殖系统恶性肿瘤的第二位，近年来发病率在世界范围内有上升趋势。

一般认为子宫内膜癌分为雌激素依赖性子宫内膜癌（Ⅰ型）和非雌激素依赖性子宫内膜癌（Ⅱ型）。Ⅰ型主要与长期受雌激素刺激而无孕激素拮抗有关，包括内源性和外源性雌激素作用。

Ⅰ型子宫内膜癌发病相关因素

1 无排卵，主要见于无排卵、功能失调性子宫出血，多囊卵巢综合征（PCOS）。

2 初潮年龄小、绝经延迟、不孕、不育或少育，均增加Ⅰ型子宫内膜癌的风险。

3 肥胖一直被认为是子宫内膜癌的高危因素。

4 产生雌激素的卵巢肿瘤，如颗粒细胞瘤和卵泡膜细胞瘤，可以与子宫内膜癌并发。

5　单独应用雌激素补充治疗的绝经或卵巢早衰患者，以及长期使用他莫昔芬的乳腺癌患者。

子宫内膜癌有哪些表现？

1　约 90% 的患者有阴道流血或阴道排液表现，主要为绝经后阴道流血，量一般不多。未绝经的女性可表现为月经增多、经期延长或月经紊乱。

2　阴道排液多为血性液体或浆液性分泌物，合并感染则有脓血性排液和恶臭。

3　若癌肿累及宫颈内口，可引起管腔积脓，出现下腹胀痛及痉挛样疼痛。

4　晚期浸润周围组织或压迫神经，可引起下腹及腰骶部疼痛。晚期可出现贫血、消瘦及恶病质等相应症状。

子宫内膜癌的检查

典型子宫内膜癌的 B 超图像为宫腔内有实质不均回声区，或宫腔线消失、肌层内有不均回声区，彩色多普勒声像可显示丰富血流信号。

宫腔镜检查可直接观察宫腔及宫颈管内有无癌灶存在，观察癌灶大小及部位，可在直视下取材活检，对局灶性子宫内膜癌的诊断更为准确。

子宫内膜癌的治疗

主要治疗为手术、放疗及药物（化学药物及激素）治疗。需要医生根据肿瘤累及范围及组织学类型，结合患者年龄及全身情况，制订适宜的治疗方案。

◠ 医生暖心贴

子宫内膜癌的病因尚不明确，重点应早发现、早治疗。绝经后女性若有阴道出血，应引起高度重视，及时做 B 超或宫腔镜检查；未绝经女性若月经增多、月经紊乱且治疗无效，也不能放松警惕。

女性朋友平时应注意生活方式、生活习惯的调整，健康饮食，加强锻炼。

3

月霁：
月经和怀孕

怀不上孕，
可能是"黄体功能不足"惹的祸！

> ## 线上问诊

育龄女性

　　医生您好，我结婚2年了，可是一直要不上宝宝，我和老公去医院检查，老公的精子没有问题。我有排卵，输卵管造影双侧输卵管通畅。医生给我测了孕酮，说是"黄体功能不足"导致我怀不上孕，这是什么病？

　　您好，黄体的功能是生成与分泌孕激素及雌二醇等，使子宫内膜进入分泌期，为接纳孕卵着床及维持早期胚胎发育做准备。所以黄体功能不足会导致不孕。

付虹医生

黄体的一生

在性成熟期（妊娠期或产后哺乳期除外）的各位女生，卵巢不断地重复着周期性的变化。女性一生中有 400~500 个卵泡发育成熟并排卵。

可以排卵的这 30 年左右的时间，就是我们女性朋友的"芳华"。

女性在生育期的每个月都有一个卵泡可以发育成熟，"长大成卵"，并排出卵母细胞。排卵是女性的雌孕等激素动态变化又互相制约的结果。

排卵后卵泡液流出，卵泡腔内压下降，卵泡壁塌陷，形成许多皱襞，卵泡壁的卵泡颗粒细胞和卵泡内膜细胞向内侵入，周围由结缔组织的卵泡外膜包围，共同形成黄体。

黄体有什么功能？肩负着什么使命？

黄体

恰如昙花一现，黄体是排卵后残余卵泡形成的富有血管的暂时性内分泌腺体。但不要小看这个"临时工"，黄体可是很尽职尽责的，而且作用不小。

黄体的功能主要是在黄体生成素的作用下，利用来自血液的低

163

密度脂蛋白胆固醇（LDL-C），生成和分泌孕激素及雌二醇等，使子宫内膜进入分泌期，为接纳孕卵着床及维持早期胚胎发育做准备。

其中"当家花旦"孕激素，是建立和维持妊娠必不可少的甾体激素。

孕激素不仅可以与子宫内膜孕激素受体结合，使增生期子宫内膜向分泌期转化，让子宫内膜这片"土壤"变得格外松软，为受精卵着床和发育做准备，同时还能诱导内膜间质细胞增生、分化，促进子宫内膜蜕膜化。

排卵后 7~8 日，相当于月经周期第 22 日左右，黄体体积和功能达到高峰，直径 1~2 厘米，外观呈黄色，故称"黄体"。

排卵后 5~9 天黄体功能最旺盛。此时，岁月静好，正是胚胎着床的窗口期。黄体生成素的刺激对维持黄体功能至关重要。

若卵子未受精，黄体在排卵后 9~10 日开始退化，所以黄体的寿命是（14±2）天。人体中黄体退化的机制，可能与 E2 或前列腺素 F2α 的溶黄体作用、细胞凋亡等有关。黄体衰退后月经来潮，卵巢中又有新的卵泡发育，开始新的周期。

黄体退化时黄体细胞逐渐萎缩变小，周围的结缔组织及成纤维细胞侵入黄体，黄体细胞逐渐被结缔组织代替，组织纤维化，外观白色，称白体（Corpus Albicans）。

若卵子已受精，则黄体在胚胎滋养细胞分泌的 HCG 作用下增大，转变为妊娠黄体，至妊娠 3 个月末，黄体就功成身退了。

在妊娠这一无比神奇的过程中，黄体分泌的孕激素能够提高子宫平滑肌的兴奋阈值，抑制子宫收缩，还具有一定的免疫效应。

正常黄体中期血浆孕酮浓度 ≥ 15 微克 / 升，< 10 微克 / 升提示黄体功能不足，≤ 5 微克 / 升提示无排卵。

黄体分泌的雌激素并不是维持妊娠所必需的激素，但对于维持孕激素水平、促进正常子宫内膜分泌转化有重要作用。黄体分泌雌激素不足，可导致不孕或孕早期流产。

总结一下：若卵子未受精，黄体在排卵后 9~10 日开始退化，黄体的寿命为 14±2 天。若卵子已受精，至妊娠 3 个月末，黄体也会退化。

或长或短，黄体就是这样走完了她"跌宕起伏"的一生。但在她短暂的一生中，她对人类的繁衍贡献不小。如果黄体功能不足，那么对应出现的就是不孕或孕早期流产。

黄体功能不足的病因何在？

黄体功能不足有多种原因：神经内分泌调节功能紊乱可导致卵泡期 FSH 缺乏，使卵泡发育缓慢，雌激素分泌减少；部分黄体功能不足可由高催乳素血症引起；此外，生理性因素如初潮、分娩后、绝经过渡期，以及内分泌疾病、代谢异常等，也可导致黄体功能不足。

黄体功能不足的表现有哪些?

1 月经周期缩短。有时月经周期虽在正常范围内,但卵泡期延长、黄体期缩短,以致患者不易受孕,或在怀孕早期流产。

2 不孕。

3 孕早期流产。

如何诊断黄体功能不足?

目前临床常用的判定方法包括基础体温测定、子宫内膜活检及黄体中期孕激素水平的测定。

测定基础体温可以测知排卵日期及卵巢功能情况。一般女性于下次月经前 14 日左右排卵,但月经不规则者,周期变化较大,还会出现意外排卵及很多影响排卵的因素,导致排卵日很难估计。

通常女性的体温于经期后稍低,排卵日可能更低,排卵后则升高 0.3~0.5℃。所以根据每日体温测定,即可间接获知排卵日期,于排卵日及其前后 1~2 日内性交,可以增加受孕机会。

卵子可由两侧卵巢轮流排出,也可由一侧卵巢连续排出。卵子排出后,经输卵管伞部捡拾、输卵管壁蠕动以及输卵管黏膜纤毛活动等协同作用通过输卵管,然后被运送到子宫腔。

若排出的卵子受精,黄体就会在胚胎滋养细胞分泌的人绒毛膜促性腺激素作用下增大,转变为妊娠黄体,至妊娠 3 个月末才退化。

若卵子未受精，黄体在排卵后 9~10 日开始退化，黄体功能限于 14 日。黄体退化后月经来潮，卵巢中又有新的卵泡发育，开始新的周期。

如果基础体温呈双相型，但高温小于 11 日，子宫内膜活检显示分泌反应至少落后 2 日，即可做出黄体功能不足的诊断。当然也要排除器质性病变和医源性因素导致的月经异常。

如何治疗黄体功能不足？

目前临床常用的黄体支持药物包括：黄体酮类、HCG、雌激素及促性腺激素释放激素激动剂。

其中黄体酮是由卵巢黄体和胎盘分泌的一种天然孕激素。孕激素类药物分为天然孕激素和合成孕激素。黄体酮是目前用于黄体支持的主要孕激素。

黄体功能不足会导致不孕和流产，怎么调理？

促进卵泡发育、黄体功能补充等方法可以治疗黄体功能不足。对于有避孕要求的女性，可以口服复方短效避孕药 3~6 个周期。

● 名词解释

卵泡颗粒细胞和卵泡内膜细胞：都属于成熟卵泡结构的一部分。卵泡发育的最后阶段为成熟卵泡，向卵巢表面突出，其结构由外向内依次为：卵泡外膜、卵泡内膜、颗粒细胞、卵泡腔、卵丘、放射冠、透明带。

甾体激素：分子结构中含有甾体结构的激素。

胚胎着床：受精 6~7 日，胚胎植入子宫内膜的过程。

月经不规律，
还能准确算出怀孕的日子吗？

> 线上问诊

育龄
女性

医生您好，我最近刚刚怀孕，可是我的月经一直不规律，该怎样推算孕龄呢？

您好，像您这种情况，只能通过最早一次的超声结果来推断孕周，并以本次孕周推算出预产期。当然了，这就要求尽早去做超声，这样得到的孕周结果会更加准确。

付虹
医生

〇 知识延伸

如何推算孕龄？

对想要宝宝的女人来说，怀孕自然是件美好的事情。怀孕了，很多女性朋友会在早期去医院查个盆腔超声，除外宫外孕，也看看孕周和自己推测的是否一致。但是，很多女性朋友都很困惑，因为结合超声结果，医生告诉自己的孕周和自己推算的总是有出入。这是怎么回事呢？

推算孕龄，在医学上有三种方法。

1 胎龄：这种方法多用于胚胎学。从妊娠的第一天开始计算，即从受精那天算起。受精是什么时候？受精发生在排卵后 12 小时内，整个受精过程约需 12 小时。排卵又发生在什么时候？排卵多发生在下次月经来潮前 14 日左右。

所以，对于不易受孕的女性，医生会首先建议她在排卵期前后安排同房以提高受孕率。当然了，排卵受很多因素的影响，比如生病、服药、精神因素等，排卵并不都是乖乖地在预定的排卵期内进行，会有意外排卵的时候，或者一个月出现两次排卵，或者不出现排卵。这也是排卵期同房有时会受孕失败的原因。有的女性朋友会有在月经刚刚干净时同房，却意外怀孕的情况。

很多女性朋友会把自己同房的日子作为宝宝孕周的开始，这也是大致正确的，因为她计算的就是胎儿大致的胎龄。但是对于一个月经周期内多次同房的女性，到底按照哪次同房时间计算胎龄呢？这是个难题。

2　妊娠龄：从妊娠前14天算起，即胎龄加14天，以周表示。对月经周期28天的女性来说，妊娠龄的第一天即末次月经（LMP，最近1次月经经期）的第一天。

3　月经龄：从末次月经的第一天算起，以周表示，但不考虑排卵或妊娠的日期。

上面三种方法，大家可以看出第一种方法无疑是最准确的，因为它是从受精那天开始计算。不过，对大多数女性朋友而言，受精时间是无法计算的。所以世界上大多数医院都以妊娠龄作为估计孕龄的方法，妊娠龄表示的是足周和足天，如"5周3天"表示足孕5周加3天。另一种表示法"第6周"，表示的是足5周加1天至足5周加6天。

如果一个女性的月经周期为28天，那么妊娠龄就等于月经龄。换言之，末次月经的第一天即妊娠龄的第一天。但如果一个女性的月经周期较长，这样LH峰（黄体生成素达到峰值。LH峰出现后36小时左右会出现排卵）和排卵也相应推迟。比如，35天一个月经周期的女性，在第21天排卵。排卵推迟7天，受孕也相应推迟7天，超声所能观察到的妊娠结构等也都相应推迟7天。

月经不规律、无排卵周期或无月经来潮，如何算孕龄？

如果月经周期不规律，无排卵周期，又无月经来潮，那排卵和受孕时间就很难推断，女性的末次月经就没有什么意义了。

对于这部分女性朋友，只能通过最早一次的超声结果来推断孕周，并以本次孕周推算出预产期。当然了，这就要求女性尽早去做超声，这样得到的孕周结果会更加准确。

超声测量妊娠囊、胚胎头臀长，观察有无出现正常妊娠结构如卵黄囊、胎心搏动等，加上生化测定如 β-HCG 等提供的更多更精确的妊娠数据，告知胎儿是否正常发育，并可推测孕龄。

换句话说，当月经与超声或生化测定一致时，末次月经是可靠的标志，但对排卵推迟或月经不规则的女性来说，末次月经就可能出现误导。同样，在异常妊娠或宫外孕时，声像图所见、生物学测量、生化测量所提示的孕龄，也常常迟于从末次月经推算的孕龄。

因此，末次月经与超声估计、β-HCG 定量一致时，可以确定妊娠日期；而末次月经与超声估计、β-HCG 定量不一致时，就更须密切随访，直至能正确判断孕龄或确认是正常妊娠还是异常妊娠。

最后总结一下，如果您的月经很幸运是 28~30 天来一次，那么绝大多数医生会通过您的末次月经来计算孕周，而不是您同房的时间，这种方法大多数时候是准确的。如果您的月经不准确，那么会依据最早做的超声和血 β-HCG 定量一同判断您的孕周，再据此推算预产期。

当末次月经推算的孕周大于超声计算的孕周时，因为依据一次的结果无法推算本次妊娠是排卵延迟、异常妊娠还是宫外孕，所以不急于马上下结论，需要密切随访，等待动态监测的结果，再判定是正常妊娠、异常妊娠还是宫外孕。

月经不规律，量少，子宫内膜薄，如何备孕？

> 线上问诊

育龄女性

您好医生，我34岁，原来月经周期正常，从3月开始月经不规律，月经周期30~40天不等，月经持续时间最多3天，每次量特少，只需要护垫就可以，经期除了腰酸几乎没有其他症状。几年前怀孕两次，均做了流产手术。监测有优势卵泡，但是内膜一直很薄，第一个月吃3片雌二醇达到7毫米，可是第二个月再吃，只达到5.5毫米。现在备孕两个月了，输卵管造影也没事，我想知道我目前的内膜状态能够怀孕吗？

要想怀孕，我们需要知道怀孕必备的条件：首先，种子也就是卵子和精子要正常，女方要正常地排卵，男方的精子要正常；其次，通道也就是输卵管的功能要畅通无阻；最后土壤要肥沃，也就是子宫内膜的厚度要够，这样种子才能顺利地生根发芽，长出小胚芽，进一步发育成小胎儿。所以还是建议您的老公再复查一下精子看看。

付虹医生

月经不规律的话，需要在月经第 2~3 天抽血查看卵巢储备功能，并用超声检查基础卵泡的情况；建议监测基础体温，观察有无排卵及黄体的功能。您有优势卵泡，但是有优势卵泡不一定代表会有排卵，可以在有优势卵泡的时候抽血查个雌二醇，大于 200 皮克 / 毫升才有可能排卵。

付虹
医生

关于内膜薄的问题，针对有过人工流产史的女性，建议用宫腔镜检查有无宫腔粘连，如有宫腔粘连可行宫腔镜下粘连松解，并放置宫内节育器，同时进行激素补充治疗，以促进子宫内膜生长。

如果没有宫腔粘连，考虑是不是女性内分泌系统功能异常，以及年龄因素、生长激素分泌不足或排卵障碍等，这些都可能影响子宫内膜正常生长。

付虹
医生

🌢 知识延伸

为啥子宫内膜的厚度在怀孕中这么重要呢？

1　研究发现，子宫内膜厚度越大，宫内妊娠的概率就越大。内膜厚度每增加1毫米，宫内妊娠的概率将增加27%。正常宫内妊娠，子宫内膜厚度不小于8毫米。

2　2015年L. Rombauts等在《人类生殖》（Human Reproduction）的文章中称，内膜厚度＜9毫米，患异常妊娠的风险是内膜＞12毫米女性的4倍。

3　在辅助生殖过程中，子宫内膜容受性是胚胎植入并获得妊娠的关键条件。子宫内膜过薄导致的子宫内膜容受性改变，是辅助生殖过程中取消周期和胚胎种植失败的原因之一。对于接受辅助生殖的女性，其子宫内膜厚度如果≤7毫米，临床妊娠率显著低于子宫内膜＞7毫米的患者。

小贴士

○ 比较适合胚胎种植的子宫内膜厚度为8~14毫米，如果女性子宫内膜薄，意味着种植的"土壤"贫瘠，胚胎着床时很难生存，女性自然也就无法怀孕。

○ 目前子宫内膜薄的公认标准，是卵泡晚期子宫内膜厚度≤7~8毫米。

子宫内膜薄如何治疗？

大剂量雌激素、阿司匹林、月经期轻微诊刮（微刺激）可以改善子宫内膜的微环境，增加子宫内膜的厚度。

比如可以在月经前口服阿司匹林增加子宫的血流，提高受孕率。子宫的血流增加了，子宫内膜的厚度即使不达标，也可以很好地怀孕。

此外还可以进行中药治疗。

口服避孕药从月经的什么时期吃有避孕效果？

> 线上问诊

育龄
女性

医生您好，我最近准备服用口服避孕药来避孕，但不知道应该从月经期的哪天开始吃比较好，还请您指导。

付虹
医生

您好，应该在月经来潮第 1~5 天内开始服药，如果在经期的 5 天后服药，最初 7 天内最好加用其他避孕措施，比如避孕套。

比如我们常见的"妈富隆"的用法为：在月经周期的第一天，即月经来潮的第一天开始服用本品。按照包装上箭头所指的方向每天约同一时间服 1 片本品，连续服 21 天，随后停药 7 天，在停药的第 8 天开始服用下一板。

当然了，服药一定要在医生的指导下进行。服药前需要体检，采集完整的个人和家族病史，特别注意检查血压。

◯ 知识延伸

复方口服避孕药（COC）对哪些疾病有用？

COC 是目前全球范围广泛使用的高效避孕方法之一，含有低剂量雌激素和孕激素，通过抑制排卵、改变宫颈黏液性状、改变子宫内膜形态及功能、改变输卵管功能等多环节共同作用，达到控制生育的目的。COC 具有高效、简便、可逆等优势，且不影响性生活。正确使用，COC 的避孕有效率可达 99% 以上。

目前，大量的基础和临床研究证实，COC 除了避孕效果显著外，健康获益也远远大于其可能存在的风险。比如 COC 可以调节月经，治疗月经不调。

1 月经过多

女性一个月经周期的出血量平均为 20~60 毫升，大于 80 毫升属于月经过多。月经过多不仅导致女性花容失色，严重的贫血还会导致脑子乱哄哄，反应迟钝，无法正常学习和工作。

而 COC 可以减少月经量。月经就是子宫内膜的规律性剥落，对于子宫内膜局部异常导致的月经过多，口服避孕药可以不让子宫内膜疯长，控制子宫内膜的厚度。COC 可使出血量减少 35%~69%。

凝血相关疾病所致异常子宫出血表现为月经量过多，治疗应首先纠正凝血功能，使用 COC 可减少子宫出血量。

宫内节育器（不含激素成分）对子宫内膜的机械性刺激导致宫腔内纤溶酶原激活物、纤溶酶活性增加，是发生 AUB 的重要原因。随机对照研究显示，COC 能够有效治疗由于放置宫内节育器而导致的异常子宫出血。

2 月经周期紊乱

周期性使用 COC 还可以规律月经周期，连续使用可长期抑制月经，COC 对各种无结构性改变的病因导致的 AUB 均有不同程度的治疗作用。为调节月经周期，一般在停用止血药、发生药物撤退性出血后，周期性使用 COC 3 个周期，病情反复者可酌情延长至 6 个周期。

3 月经流不停

COC 用于止血治疗，建议每次服用 1~2 片，每 8~12 小时重复 1 次，血止 3 天后逐渐减量至每天 1 片，维持至本周期结束。出现中重度贫血的女性，可增加 COC 的服药天数以推迟月经，待贫血改善后停药，发生撤退性月经。

4 改善痛经

COC 可以有效减少前列腺素分泌，有效缓解痛经，疼痛控制率可达 50%~60%。

关于 COC 的长期使用安全性

COC 与生育的关系：① COC 对生育的影响是可逆的，停药后即可恢复。② COC 本身无致畸作用，不增加胎儿先天性畸形的风险，对染色体无影响。停药后即可妊娠，无须等待 3~6 个月。③ COC 对生育力有保护作用。

COC 与心血管疾病的关系：心血管疾病发生是多因素共同作用的结果。如果存在高危因素，如吸烟、肥胖、高血压、脂代谢异常、有血栓疾病史等，会增加 COC 使用者发生心血管疾病的风险。

但健康女性使用 COC，心血管疾病发生的绝对风险极低。临床医师在应用 COC 时应排除禁忌证，对有高危因素的妇女应根据实际情况而定，以求获益最大，风险最小。

COC 与恶性肿瘤的关系：健康女性使用 COC，可降低卵巢上皮性癌（卵巢癌）、子宫内膜癌和结直肠癌的发生风险；不增加或轻微增加乳腺癌的发生风险；可增加宫颈癌的发生风险，但不是宫颈癌的主要风险因素。

COC 的药物禁忌有哪些？

COC 的药物禁忌如下，有下述任一情况者禁用：

有或曾有血栓（静脉或动脉）、栓塞前驱症状（如心绞痛和短暂性脑缺血发作）、存在多种或一种严重的静脉或动脉血栓栓塞的危险因子、伴血管损害的糖尿病、严重高血压、严重异常脂蛋白血症、已知或怀疑的性激素依赖的生殖器官或乳腺恶性肿瘤、肝脏肿瘤（良性或恶性）、有或曾有严重肝脏疾病、肝脏功能未恢复正常、不明原因的阴道出血、已妊娠或怀疑妊娠、哺乳期。

COC 一旦漏服，如何处理？

如果漏服发生在 12 小时之内，避孕效果不会降低。一旦想起立即补服，并在常规时间服用下一片。如果漏服超过 12 小时，避孕效果可能降低，可以按以下建议进行漏服处理。

1 漏服发生在第一周

在想起时立即补服漏服的药片，即使这意味着同时服用两片药。然后按常规时间服用剩下的药片。随后的 7 天应同时采取屏障避孕（如避孕套），漏服的前 7 天内有性生活，则有妊娠的可能性。漏服的药片越多，距停药期越近，妊娠的可能性越高。

2 漏服发生在第二周

在想起时立即补服，即使这意味着同时服用两片药。然后按常规时间服用剩下的药片。如果在漏服药片前的 7 天连续正确服药，不用采取其他避孕措施。如果在漏服药片前的 7 天没有连续正确服药，或漏服超过一片，在接下来的 7 天建议同时采用屏障法避孕。

3 漏服发生在第三周

方法一： 在想起时立即补服，即使这意味着同时服用两片药。在常规时间服用剩下的药片。一旦本板药服完，立即开始服用下一板，这期间无停药期。在第二板药服完之前可能没有撤退性出血，但是服药期间可能有点滴性出血或突破性出血。

方法二： 也可停止服用本板药，停药 7 天（包括漏服药片的那天），然后继续服用下一板。如果漏服药片，并在停药期无撤退性出血，则应考虑妊娠的可能性。

如果在服药的 3~4 小时内呕吐，药物的活性成分可能还未被完全吸收。这如同漏服一片药，因此应按漏服处理或遵医嘱。如果不想改变正常的服药顺序，可从下一板中取一片药片服用。

谣言清扫

谣言：复方口服避孕药的避孕有效率为 100%。

真相：复方口服避孕药的避孕有效率很高，可达 99%，但并不能保证一定不会怀孕。目前，避孕套、避孕药、节育器等常见的避孕方法都无法达到 100% 的有效率。

具备"避孕"和"调经"双重功效的宫内环，你愿意选择吗？

＞ 线上问诊

中年女性

您好，我今年 46 岁，月经有点乱了，医生不建议口服避孕药避孕，老公又不愿意戴套，请问曼月乐避孕环适合我吗？

付虹医生

您好，绝经过渡期女性应用曼月乐环，高效避孕的同时还可长期管理异常子宫出血症状并控制复发，保护子宫内膜，进而降低子宫内膜病变的发生风险；而且，曼月乐对脂代谢、肝功能影响较小，不增加心脑血管疾病和骨质疏松的发生风险。

◯ 知识延伸

曼月乐环是什么，是如何避孕的？

左炔诺孕酮宫内缓释系统（LNG-IUS），也就是曼月乐，1990 年首先在芬兰上市，2000 年在中国上市。LNG-IUS 的主体是软而小巧的 T 形支架，支架由聚乙烯材料制成，长和宽均为 32 毫米；纵臂上的圆柱体为储药库，总共含有"弹药"左炔诺孕酮 52 毫克，在有效期内其在子宫腔内平均每天匀速释放 20 微克。

LNG-IUS 入驻宫腔后即把宫腔改造成高浓度孕激素的环境，对子宫内膜产生明显的抑制作用。子宫内膜的腺体发生萎缩，出现间质肿胀蜕膜化、动脉壁增厚等形态学变化。

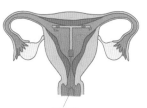

曼月乐环

LNG-IUS 如何避孕？

1 LNG-IUS 使宫颈黏液变厚，把精子阻隔在宫颈管的"大门"外；

2 高浓度的 LNG-IUS 下调了子宫内膜中相关受体的表达等作用，进而使受精卵无法着床；

3 LNG-IUS 可抑制精子在子宫和输卵管内的正常活动，阻挠精子与卵子的"相见"，从而阻止受精。

LNG-IUS 可为女性提供 5 年长效可逆的避孕，避孕效果优于含铜宫内节育器（Cu-IUD），与输卵管绝育术相当。

除了避孕，曼月乐环还有哪些作用？

除了避孕，LNG-IUS 全球获批的适应证还包括月经过多、痛经以及雌激素补充治疗过程中预防子宫内膜增生。LNG-IUS 对子宫肌瘤、子宫内膜异位症、子宫腺肌病、原发性痛经、子宫内膜息肉、子宫内膜增生等妇科常见病症的治疗也有独特的作用。

月经过多不是排毒，只会导致女生贫血和脑子乱，长时间的出血还会引发感染。LNG-IUS 治疗月经过多的机制主要是通过宫腔内高浓度的孕激素对子宫内膜的强抑制作用，使子宫内膜萎缩变薄，可明显减少女生月经出血量和出血天数。

同时，LNG-IUS 通过减少月经出血量和前列腺素的合成，降低宫内压力、抑制子宫收缩，还可以缓解痛经，可谓一举三得。

已有大量循证医学证据证实了 LNG-IUS 的诸多益处，在临床上其被广泛用于有异常子宫出血和痛经症状的相关妇科疾病的治疗，如排卵障碍性异常子宫出血、子宫内膜增生、子宫内膜异位症和子宫腺肌病等。

戴上曼月乐环，有没有什么不良反应？

1 部分女性在放置 LNG-IUS 后 6 个月内可出现不规则出血和点滴出血，但随后症状可逐渐缓解甚至消失。不规则出血一般总出血量很少，大多数无须特殊治疗。

2　放置 LNG-IUS 一年后部分女性会出现闭经，为"药物性月经暂停"。是因为宫腔局部高浓度的孕激素对子宫内膜产生了强抑制作用，无法出现周期性的子宫内膜脱落。但是不影响卵巢功能，所以不等同于绝经，无须特殊治疗，取出后月经即可恢复。闭经可减少出血从而改善贫血，同时可避免经前期综合征。

3　放置 LNG-IUS 后，出现的绝大多数卵巢囊肿为生理性囊肿，可在 6 个月内自然消退。

4　月经过多、子宫肌瘤和子宫腺肌病是 LNG-IUS 下移或脱落的高危因素，须由医生注意把握放置时机并加强随访。

5　体重变化的个体差异很大，LNG-IUS 并不一定导致体重增加。

6　大型前瞻性研究通过 12.5 年的随访数据提示，LNG-IUS 可降低子宫内膜癌和卵巢癌的发生风险，不增加乳腺癌的发生风险。但是女性使用任何激素避孕方法，包括 LNG-IUS，均应每年常规进行乳腺检查。

7　LNG-IUS 对血脂代谢、糖代谢、骨密度无明显影响。

产后不来月经，是怀孕了吗？

> 线上问诊

育龄
女性

　　医生您好，我今年 28 岁，生完宝宝已经 1 年半了，两周前给宝宝断了母乳，可是月经却一直没有来，我有些担心，是不是怀孕了？

　　建议您首先进行尿妊娠试验检查，若未怀孕，在积极避孕的同时，观察月经何时复潮，如果 3~6 个月仍不见月经复潮，再就诊妇科查找闭经的原因。

付虹
医生

○ 知识延伸

产后不来月经，怎么会怀孕？

产后，宝宝离开妈妈温暖的子宫，妈妈体内的雌激素和孕激素水平也急剧下降，至产后 1 周时已降至未孕时水平。胎盘生乳素于产后 6 小时已不能测出。

催乳素水平因妈妈是否哺乳而异，哺乳产妇的催乳素于产后下降，但仍高于非妊娠水平。宝宝吸吮乳汁时妈妈的催乳素明显升高，不哺乳产妇的催乳素于产后 2 周时降至非妊娠水平。

月经复潮及排卵时间受哺乳影响。不哺乳妈妈通常在产后 6~10 周恢复月经，在产后 10 周左右恢复排卵。哺乳妈妈的月经复潮延迟，有的妈妈哺乳期间月经一直不来潮，平均在产后 4~6 个月恢复排卵。

但是，产后月经复潮较晚者，首次月经来潮前多有排卵，故哺乳妈妈月经虽未复潮，却仍有受孕可能。

产后断奶 2 周了，为啥还不来月经？正常吗？

这就要说到生理性闭经了。分娩以后，若妈妈母乳喂养，定时哺乳时宝宝吸吮乳头的刺激，可导致垂体催乳素大量且规律地分泌，使血中催乳素水平规律地间断性提高，从而抑制了下丘脑和垂体相关激素（促性腺激素释放激素、促性腺激素）的分泌。血中催乳素的升高，还可降低卵巢对促性腺激素的敏感性，使分娩后卵巢功能仍处于抑制状态，因此在分娩以后若定时规律地哺乳，一般维持闭经，属于生理性。

若哺乳不规律或哺乳次数减少，血中催乳素不足以抑制卵巢功能，仍可能出现不规律月经。

月经期同房会怀孕吗？
对身体伤害大吗？

> **线上问诊**

育龄女性

　　医生您好，昨天我跟老公在我月经期间同房了，事后有些担忧。请问月经期同房会怀孕吗？

　　您好，您不必过分担心，经期同房一般不会怀孕，因为理论上，卵子在月经来潮前 14 日左右排出。可是也不排除特殊情况，安全期避孕的有效率仅 80% 左右。原因是影响排卵期的因素较多，如疾病、情绪紧张、环境变化、药物等，甚至来月经的时候，卵子也会有排出的情况。如果月经推迟，需要及时检查是否怀孕。

付虹医生

育龄
女性

那月经期同房对身体伤害大吗？

付虹
医生

月经期子宫内膜剥脱，血管断裂形成创面，且宫颈口微张，阴道酸性分泌物被经血冲淡，减弱了抑制细菌生长繁殖的自然防御能力；加上此时大脑皮质兴奋性降低，全身抵抗力较差，一旦细菌侵入，极易感染发病。

从生理角度看，月经期宫颈口较松，内膜剥脱后存在创面，性交会增加生殖道感染的机会。另外，性交会使盆腔充血加重，可能引起月经过多、经期延长、淋漓不净或腰酸腹胀等不适症状。

但是，在女方经血很少时，若无明显妇科炎症，男方使用避孕套，双方注意性生活卫生，并不需要完全禁止性生活。但如果无法判定自己是否患有妇科炎症，还是不建议在月经期同房。

排卵期怎么计算?

除了采取药物、上环和避孕套避孕，还有一种大家都无比青睐的避孕方法——自然避孕法。这种方法根据女性月经周期和周期中出现的症状和体征，间接判断排卵过程，识别排卵前后的易受孕期，进行周期性禁欲而达到调节生育的目的。

自然避孕法的生理学基础是：女性一个月经周期中仅发生一次排卵；卵子排出后，能受孕的期限不超过 24 小时；精子进入女性生殖道后，在良好的宫颈黏液庇护下，可存活 3~5 天。

安全期避孕法是自然避孕法的一种，根据以往 6~12 个月的月经周期，确定平均周期天数，并预计下次月经来潮日。预定下次月经来潮日减 14 天，为假定排卵日。把假定排卵日的前 5 天和后 4 天（总共 10 天）作为危险期，要避免性交；其余日子则为安全期。

还有一种方法是标准日法，月经周期 26~32 天的女性可以使用。月经周期的第 8~19 天为易受孕期，要避免同房，或使用避孕套等避孕措施同房。除此之外的时间，即月经 1~7 天和第 20 天至下次月经来潮，均为不易受孕期，可不必采取避孕措施。

安全期避孕法安全吗?

要知道，安全期只是相对安全。因为卵子是一个向往自由的小精灵，她不会每个月都乖乖听话。理论上卵子会在月经来潮前14日左右排出，但是如果您心情澎湃，卵子会提前排出；如果您生病、心情不好、劳累、熬夜，卵子就会晚几天排出，甚至罢工不排出。甚至来月经的时候，卵子也会有排出的情况。所以，经期无保护的"啪啪啪"也有可能中标。

总之，不打算要孩子时，无论您处在月经周期的哪个阶段，都建议避好孕再同房。

排卵期怀孕法可行吗?

对于想要宝宝的女性朋友，巴不得正好赶上排卵期同房，快速怀上"爱情的结晶"。不过，我也要告诉您一句话：欲速则不达。

受孕是个自然而美好的过程，落花满天又闻清香，让爱在天地间徜徉。月经规律的健康女性朋友在备孕期间，有规律的性生活就可以，不要限定在计算的排卵期同房，那样会增加心理负担，要知道心理压力过大和心情紧张也会影响排卵。

在月经干净3天后，建议您和老公每2~3天进行一次性生活，因为精子有2~3天的寿命，总会等到娇气的卵子小姐的！如果这样有规律地备孕半年到一年，您还没有中标，再看医生也不晚。

月经延期后腹痛，
可能是宫外孕?

> 线上问诊

育龄
女性

　　医生您好，我这个月月经过了预定日子 10 天才来，月经量也很少，小腹还有些隐隐作痛。自己平时没有痛经的毛病，是不是吃些活血调经止痛的药就好?

　　您好，这种情况首先应排除怀孕，需要检查尿 HCG 和盆腔超声。另外，需要高度警惕是不是宫外孕。请您不要自行用药，立刻到医院进行检查。

付虹
医生

◉ 医生暖心贴

　　宫外孕是妇产科常见的急腹症，典型症状为停经后腹痛和阴道出血。当发生输卵管妊娠流产或破裂时，会突感一侧下腹部撕裂样疼痛，常伴有恶心、呕吐，可出现肛门坠胀感。出现宫外孕破裂时，如果不及时手术，患者会出现失血性休克，甚至有生命危险。

　　对于平素月经规律、有性生活的女性，如果月经过了预定日子，需要首先排除怀孕；如果月经过了预定日子，还出现少量的阴道出血和下腹隐痛，更需要仔细地检查，高度警惕是不是宫外孕。

　　希望更多女性朋友们关注自己的月经，一旦发现自己的月经过期，首先应该怀疑是不是怀孕了。特别是月经过期的同时，出血，肚子疼，更要及时来医院就诊，排除宫外孕这个定时炸弹！

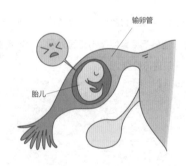

输卵管

胎儿

输卵管妊娠（宫外孕的一种）

剖宫产后月经淋漓不净，
B超显示瘢痕处缺口，怎么治？

> 线上问诊

育龄女性

　　医生您好，我今年32岁，孩子2岁半了，剖宫产后，我的月经经期从怀孕前的4~5天延长到8~9天，有时候11~12天才完全干净。月经量虽然不多，但总是淋漓不尽，特别影响我的生活和心情。上周去妇科做了B超，医生说我做了剖宫产后，子宫切口的地方有缺口，导致了月经不爱走，我该怎么治疗？

付虹医生

　　您好，这种情况应该是"剖宫产瘢痕憩室"，指剖宫产术后子宫下段切口部位由于愈合不良出现了一个局部凹陷。由于憩室内经血引流不畅，引发一系列症状，除了经期延长，还有经间期出血、继发不孕、慢性盆腔痛等表现。

　　请您到医院进一步检查，确定采用药物治疗（短效避孕药或曼月乐环）还是手术治疗。如果只是经期延长，没有再次妊娠要求，也不想手术治疗，可以首选药物治疗。

◌ 知识延伸

剖宫产瘢痕憩室（PCSD）的具体临床表现与危害

1　异常阴道流血：表现为经期延长、经后淋漓出血、经间期出血等。

2　痛经及盆腔痛：可能与剖宫产术后局部瘢痕所致的解剖学异常、瘢痕部位炎症和淋巴细胞局部浸润有关。

3　继发不孕：憩室内长期淤积的经血及异常子宫出血改变了宫颈黏液的性状，阻碍了精子进入。局部炎性反应亦可能影响受精卵着床，导致继发性不孕。

4　瘢痕憩室部位妊娠、胎盘植入等：再次妊娠时如果胚胎种植于憩室处，则出现剖宫产瘢痕妊娠、胎盘植入等。若未及时终止妊娠，孕期有发生子宫破裂、大出血的风险，危及母儿生命。

如何诊断剖宫产瘢痕憩室？

患者有至少 1 次子宫下段剖宫产手术史；有以月经期延长、月经淋漓不净为主的临床症状。结合经阴道超声、子宫输卵管造影、宫腔声学造影术、磁共振、宫腔镜检查等影像结果辅助诊断。同时须排除功能失调性子宫出血、子宫内膜息肉、妇科肿瘤等能够引起异常子宫出血的疾病。

首选检查方法是经阴道超声，表现为子宫前壁下段切口处肌层组织变薄，肌层回声部分或全部缺损，该处见不规则的液性暗区与宫腔相连，局部可见楔形或囊形无回声区。

B超不能明确诊断时，宫腔镜就出场了。宫腔镜是诊断剖宫产瘢痕憩室的最佳方法，可直观地看到宫腔形态及憩室的具体位置、大小、深浅以及是否有积血、肉芽或异常血管等。其优点是在诊断的同时可以进行治疗。宫腔镜下可见子宫峡部前壁切口瘢痕处凹陷形成憩室结构，内可见暗褐色黏液或积血滞留。

如何治疗剖宫产瘢痕憩室？

1 药物治疗

如果只是经期延长，没有再次妊娠要求，也不想手术治疗，可以首选药物治疗。主要为改善症状、恢复月经周期、减少出血、预防炎症等，对消除病灶无效。同时需要严格落实好避孕措施。

短效避孕药需连续服用3个月经周期以上，能抑制子宫内膜生长，促进子宫内膜的同步化，进而减少经量和突破性出血。这种方式仅适用于需要避孕又不想手术治疗的患者，停药后复发率高。

曼月乐环使子宫内膜萎缩变薄，整体减少月经量，从而改善异常出血症状。

2 手术治疗

如果还有生育要求，就建议手术治疗，其主要原则是通过切除或烧灼憩室内异常的黏膜组织和扩张血管，保留正常的肌层组织，破坏憩室周围的炎性反应，从而达到改善症状、提高生育力、加固憩室壁厚度的目的。

目前的手术方法主要以微创技术为主，包括宫腔镜手术、腹腔镜（可联合宫腔镜）手术及经阴式手术。

- 宫腔镜手术

通过切除或烧灼局部凹陷的憩室内膜及囊壁，毁损具有分泌功能的内膜腺体；同时切除并修整凹陷下缘组织，除去微管道，使经血无法积蓄，达到治疗目的。适合于没有生育要求，尤其是残余肌层厚度 ≥ 3 毫米的情况。

宫腔镜手术不改变残余肌层的厚度，仅用于改善症状，有效率大约为 80%。

- 瘢痕憩室切除修补术

总体原则是切除憩室各壁的瘢痕组织，将子宫下段和宫颈的新鲜组织端重新缝合。可以采用开腹、经阴式或腹腔镜手术。

无症状、无生育要求的患者不需要治疗。顺利妊娠的女性不至于因为剖宫产瘢痕憩室而终止妊娠。

查出剖宫产瘢痕憩室，何时才能要宝宝？

对未经手术治疗的前次剖宫产患者，我们通过大量文献得出结论：当患者无腹痛及阴道不规则流血，距前次剖宫产 2 年及以上，超声显示瘢痕处愈合情况尚可时，可以进行妊娠。

手术治疗后的剖宫产瘢痕憩室患者，再次妊娠时机与手术器械、手术方式密切相关。宫腔镜瘢痕憩室成形术，术后经过 1 个月经周期即可尝试妊娠；腹腔镜、经阴式瘢痕憩室切除术 + 子宫修补术，术后 2~12 个月可以妊娠；折叠式缝合术，术后经过 1~2 个月经周期即可妊娠。

成功妊娠后，孕妈妈遵医嘱进行产检，以便及时发现并终止瘢痕妊娠，避免其发展成胎盘植入、凶险性前置胎盘等严重产科并发症，对孕产妇及胎儿造成严重后果。

4

月阑：
月经和人工流产

39岁，4次药流，2次胎停，还能要孩子吗？

育龄
女性

医生您好，我今年 39 岁了，4 次药流，2 次胎停，还能要孩子吗？

付虹
医生

您好，怀孕是试出来的，不是问出来的。但是您的年龄已经 39 岁了，而且发生过 2 次胎停，建议不要再顺其自然地要孩子了，而是和老公先去正规的医院进行常规的查体，排查有无影响要孩子的因素，查明造成胎停的原因，并及时纠正。

◯ 知识延伸

高龄产妇有哪些风险？

大于 35 岁的产妇为高龄产妇，也就是我们大众俗称的大龄产妇，生育成功率低，风险大，母婴均易有并发症，如孕妇易出现自然流产、早产、妊娠期高血压、妊娠期糖尿病等。随着年龄的增大，风险也明显增大，对孩子来说，各种先天性异常发生率均相应增加，如先天愚型（唐氏综合征）患儿的出生率，随孕妇年龄的增加迅速上升。

随着年龄的增长，新的不利于生育的因素增加：子宫肌瘤、子宫内膜异位症、输卵管闭锁、高血压、糖尿病、心血管疾病等。与年龄相关的慢性病对母儿的健康也会造成不良影响。

胎停是怎么回事？

说到胎停（胎停育），正规的术语应该是自然流产。自然流产的原因十分复杂，除了遗传因素之外，还包括解剖因素、内分泌因素、感染因素、环境因素及母体的全身性疾病、血栓前状态等。其中的内分泌因素主要包括黄体功能不足、多囊卵巢综合征、高催乳素血症、糖尿病、甲状腺功能异常等。

出现胎停需要做哪些检查?

除了必要的基础查体和化验,比如血尿常规、心电图、腹部超声、肝肾功能、血脂、凝血功能外,妇科需要妇科检查、白带常规、宫颈防癌筛查 TCT、HPV 检查。还要在经期第 2~3 天空腹抽血查性激素、甲状腺功能,并通过基础体温监测排卵和黄体功能(或者盆腔超声、抽血查孕激素),通过盆腔超声检查有无器质性病变和排卵等。

对于初次妊娠后出现先兆流产或仅有 1 次流产史的患者,可认为此次妊娠失败多是由于胚胎异常所致,无须勉强保胎或进行特殊检查。但对于复发性自然流产患者,则必须对各种可能的病因进行全面排查。

复发性自然流产是指与同一性伴侣连续遭受 2 次或 2 次以上在妊娠 20 周前的胎儿丢失。如果属于复发性自然流产,建议您和老公在下次备孕前全面检查。

检查的项目除了详细询问夫妻双方的病史,还要进行体格检查、妇科检查及遗传学检查(核型分析、分子遗传学诊断)、内生殖器畸形的检查、内分泌检查、感染因素检查、免疫学检查等。

如果不做那么繁多的化验检查,
就不能如愿怀一个健康的孩子了吗?

流行病学调查显示,复发性自然流产是育龄期的常见病之一。出现过 2 次或 2 次以上流产的患者,约占育龄期女性的 5%。此外,该疾病的复发风险随流产次数的增加而上升，即流产次数越多，复发率越高。

自然流产的发生率随着女性年龄的增加而升高。也有数据表明，即使发生过 6 次自然流产，仍有接近 50% 概率可以成功妊娠。所以答案就是，即使不做任何检查，她也有可能顺利怀上一个健康孩子。

但是作为医生，依然要全面考虑，结合年龄、病史、查体和相应的化验检查，尽量排查不利的因素并治愈，以避免患者在下次怀孕时又遭遇胎停的心痛和无奈，或者久久怀不上孕而留下年龄不等人的遗憾。

● 名词解释

血栓前状态：又称易栓症，是一种止血、凝血和抗凝系统失调的病理过程。目前普遍认为，妊娠期高凝状态使子宫胎盘部位血流状态改变，易形成局部微血栓，甚至引起胎盘梗死，使胎盘组织的血液供应下降，胚胎或胎儿缺血缺氧，最终导致胚胎或胎儿发育不良而出现流产、死胎、早产、子痫前期、胎盘早剥。

做过 5 次人流，现在月经量少，还有外阴白斑，还能要孩子吗？

> 线上问诊

**育龄
女性**

医生您好，我曾经年少不懂事，做过 5 次人流，现在月经量特别少，持续一两天就没了。还有外阴白斑。没有生育。我该怎么办？

**付虹
医生**

您好，人工流产是有可能导致影响怀孕的疾病的。建议月经经期的第 2~4 天（早卵泡期）空腹抽血检查性激素、甲状腺功能，因为高催乳素血症、高雄激素血症、卵巢储备功能降低、甲状腺功能异常等疾病均可影响排卵，影响月经量。查出相应的疾病，对症治疗。

其次需要监测排卵：可以通过基础体温监测、超声动态监测排卵，或距下次月经的 5~9 天抽血测定孕酮，确定是否有排卵。如果没有排卵，打算要宝宝的话，需要促排卵治疗。

◇ 知识延伸

人工流产是怎么做的?

受术者采取膀胱截石位,手术医生常规消毒铺单,检查子宫的位置、大小等;用手术窥器暴露宫颈,再次消毒;用宫颈钳钳夹宫颈前唇或后唇,再次消毒宫颈管;用一根细细长长的探针探测宫腔的深度及宫腔两侧的形态;使用扩宫器从 4 号开始按顺序扩张宫颈口;扩宫完毕,选用比扩宫棒大 0.5~1 号的吸管放入宫腔,顺时针或逆时针转动吸管,吸出胎囊组织等。

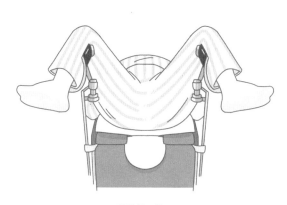

膀胱截石位

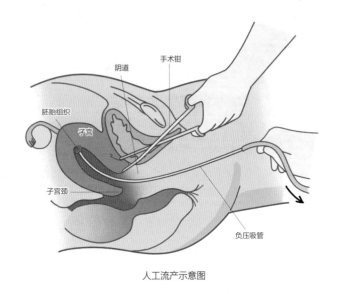

阴道　　手术钳

胚胎组织

子宫

子宫颈

负压吸管

人工流产示意图

手术完毕，受术者一般术后 2~4 周来医院复查盆腔超声，必要时做妇科检查。

人工流产的危害

人工流产的危害显而易见，人流术后会有出血、感染、不全流产、宫颈宫腔粘连、月经不调、继发不孕等风险。

人工流产可能会导致输卵管梗阻和宫腔粘连，而输卵管梗阻和宫腔粘连都可能会导致不孕。文献报道，多次人工流产、刮宫所致的宫腔粘连发生率高达 25%~30%，已经成为月经量减少、继发不孕的主要原因。

目前分析，人流并发症导致不孕的原因包括：盆腔炎性疾病后遗症（慢性盆腔炎）、宫腔粘连、子宫内膜异位症，以及对内分泌功能的影响。

药物流产有导致上行性感染的风险，药物流产的血运丰富，血液本就是细菌很好的培养基。绝大部分药物流产出血时间长，也容易感染，进而导致输卵管梗阻和宫腔粘连。但是关于人流术，也是有个体差异的。有的女性朋友做了 1 次人流，就怀不上孕了，出现了继发不孕；有的女性朋友，做了 10 次人流，仍然照怀不误。但是总体而言，人流术做得越多，发生盆腔炎性疾病后遗症、宫腔粘连的概率越高，进而发生不孕症的概率也会增高。

人流术后月经量明显减少，需要做哪些检查？

月经经期的第 2~4 天（早卵泡期）应空腹抽血检查性激素、甲状腺功能，因为高催乳素血症、高雄激素血症、卵巢储备功能降低、甲状腺功能异常等疾病均可影响排卵，影响月经量。查出相应的疾病，对症治疗就可以了。

其次需要监测排卵：可以通过基础体温监测、超声动态监测排卵，或在距下次月经 5~9 天的时候抽血测定孕酮，确定是否有排卵。如果没有排卵，打算要宝宝的女性朋友，需要促排卵治疗；不打算要宝宝，则需要定期补充孕激素治疗，不让子宫内膜在雌激素长期的作用下疯长，出现子宫内膜过度增生。

如果月经量减少的同时伴有痛经，需要进一步行宫腔镜检查，看看有无宫腔粘连。宫腔粘连的治疗，就是扩张子宫颈、分离宫腔粘连、放置宫内节育器，术后口服大剂量雌激素治疗，促进子宫内膜再生修复，恢复生育能力。

如果没有痛经，建议也可以于黄体中期 B 超监测子宫内膜的厚度，如果内膜薄，需要宫腔镜检查及取活检，有粘连的要如上段那样处理，有结核的情况需要治疗结核。

没有结核，但是子宫内膜薄，这种情况会影响受精卵着床。大量的研究发现，卵泡发育成熟日，经阴道超声监测子宫内膜厚度小于 8 毫米的女性，妊娠率会明显降低，即便能够妊娠，流产率也会明显提高。对妨碍胚胎种植的这部分子宫内膜进行预处理，使子宫内膜增至正常厚度，有助于提高妊娠率。

如果 B 超提示子宫内膜厚度正常，对于近期不想要宝宝的女性，也可以观察，或者口服中药活血治疗就可以了。

外阴白斑如何治疗？

外阴白斑，现在专业的术语叫作"外阴鳞状上皮细胞增生"，此病病因不明，可能与外阴局部潮湿、阴道排出或外来刺激物刺激导致外阴瘙痒而反复搔抓有关。

病变早期皮肤呈暗红色或粉红色，角化过度部位呈白色。病变晚期则皮肤增厚、色素增加、皮肤纹理明显，出现苔藓样变。严重者有抓痕、皲裂、溃疡。

一般治疗：保持外阴部皮肤清洁、干燥。忌食过敏、辛辣食物，少饮酒。不宜用刺激性肥皂、清洁剂擦洗外阴。穿纯棉透气内裤。局部可以使用糖皮质激素比如氟轻松乳膏、曲安奈德软膏等，每日涂擦 3~4 次，连续应用 1~2 周即可。当皮肤瘙痒得到控制后，可以改用氢化可的松，继续治疗，每日 1~2 次连用 6 周。

也可以选择物理治疗，比如聚焦超声治疗、二氧化碳激光、冷冻、波姆光等，可以消灭异常上皮组织并破坏真皮内神经末梢，从而阻断瘙痒和搔抓引起的恶性循环。这种疾病不会影响怀孕。

◖ 医生暖心贴

人流不是避孕，无痛人流只是一个美好的神话！

加了静脉麻醉的人工流产术，虽然可以让女性朋友在甜美的梦乡中结束自己腹中的小生命，但是手术本身对子宫可能造成的伤害一点都没有减少！

多次人工流产不仅可能导致月经不调、宫腔粘连，也可能永远葬送女性朋友生宝宝的功能。到了那个时候，你的男朋友是选择弃你而去，还是真诚地陪着你在不孕症的求医路上苦苦追寻，你有把握吗？

　　建议近期不想要孩子的女性朋友，在享受鱼水之欢的时候，好好避孕。目前推荐的有效避孕方式有复方口服避孕药、避孕套、宫内节育器（避孕环）等。不要把无痛人流当避孕，不要在多年以后怀不上宝宝的时候，在治疗不孕症的大军里以泪洗面。

　　年轻不懂事的时候，谁没有走错过路，又有谁从未遇人不淑？在人生的路上，既有艳阳高照，也有狂风暴雨，我们能做到的就是尽量修正自己的道路，少走弯路。在走了弯路或者错路后，及时地调整，不要一错再错。

人流术后2个月才来月经正常吗？

> **线上问诊**

育龄女性

　　医生您好，我平时月经规律，1个月来1次，可是人流术后2个月才来月经，这正常吗？人流术后到底多久来月经才算正常？

付虹医生

　　您好，对于月经规律的女性，也就是月经周期为21~35天的女性，月经大部分会在术后1个月左右恢复。

　　当然也有例外，比如有的人术后15天就会来月经，有的人术后2个月才来月经。

◯ 知识延伸

如果人流术后迟迟不来月经，可以等 3 个月再说？

据报道，人流术后月经恢复的时间平均为 33.8 天，最早为术后 13 天，最晚为术后 113 天。术后第一次月经量的变化与该周期有无排卵有关，似与手术无关。据统计学分析，基础体温第 1 周期为双相的，月经量变化不大；为单相的，月经量可能明显减少，淋漓不尽或增多。67.4% 的女性朋友于人工流产后第 1 周期恢复排卵。

看到最晚为术后 113 天才来月经，有的朋友可能决定，如果人流术后迟迟不来月经，就等 3 个月再说好了。这样做对吗？当然不对，您要看到虽然最晚为术后 113 天恢复月经，但是 67.4% 的女性朋友于人工流产后第 1 周期恢复排卵。

有排卵意味着什么？意味着人流术后如果您有性生活，即使月经未来潮也可能怀孕。有报道指出，人流术后有 2.33% 的女性因未避孕，在转经前再次怀孕。所以您还能等到 3 个月再来检查吗？

当然有的朋友会说，我人流术后一直没有同房，没有同房就不会怀孕，我就可以等到 3 个月了吧？

答案也是不可以，原因是人流术后可能会出现月经紊乱。月经紊乱可能与人流术后下丘脑—垂体—卵巢轴系调节功能失调有关。有报告称，30 天内恢复月经者占 78.05%，60 天内恢复者占者 14.08%，月经紊乱者占 2.61%。其中闭经与术后宫颈或峡部的粘连有关，月经少可能与术后下丘脑—垂体—卵巢轴系调节功能失调有关。

宫腔粘连主要与人流术后产生的创伤、感染、N 反射、子宫内膜再生障碍有关。人工流产时，宫颈内口是子宫最狭窄的部位，且黏膜较薄，术时易致深层受损，受损部位发生炎性渗出，修复时易粘连甚至瘢痕化。子宫粘连发生率与人工流产次数呈正相关关系。慢性生殖系统炎症若术前未经治疗，术时消毒不严，术后过早开始性生活，容易引起感染，促使子宫粘连形成。而宫颈粘连如果诊治不及时，会导致继发不孕。

人流术后需要注意和遵循的治疗和护理

1　术后安全避孕：未婚育龄青年适用避孕套，已婚育龄妇女可使用节育环、避孕套。

2　术后常规给予抗生素预防感染，注意局部清洁，严禁性生活、盆浴、游泳 1 个月。

3　注重术后第 1 周期月经的调节，月经恢复的时间一般不会超过 2 个月（92.3% 的例子中，月经会在 2 个月内恢复）。若月经迟迟不来，应考虑是否发生宫腔粘连或月经失调。无论哪种情况都应及时诊治，以免影响受孕。

4　对于卵巢功能障碍，西医的雌孕激素序贯疗法有效，亦可用药物诱发排卵，使卵巢恢复排卵功能。

5　术后人文关怀，确保优生优育。人流术后还应进行心理疏导，消除患者的焦虑等不良情绪，指导患者做好避孕措施等。若计划要宝宝，一般在人流术 3 个月以后再怀孕为宜，确保优生优育。

人流术做几次就怀孕困难，
甚至无法怀孕了？

> **线上问诊**

**育龄
女性**

医生您好，我已经做了 4 次人工流产，是不是以后怀孕就费劲了？目前还不想要孩子，人流术做几次安全？

您好，对于这个问题，我无法给出准确的回答。只能说如果还没有要宝宝，那么您只做 1 次流产都可能会造成终身的伤害，因为流产有风险。

**付虹
医生**

◯ 知识延伸

人流术后导致继发不孕的原因

作为人流术后远期并发症的继发不孕，是指人流术后未避孕而一年内未受孕的情况。人流术后导致继发不孕的原因可能是：输卵管运动功能紊乱或输卵管周围粘连，妨碍卵细胞进入管腔；宫颈管损伤，瘢痕性改变，造成宫颈峡部功能不全和不孕；子宫内膜损伤，宫颈和子宫内粘连，使受精卵植入和着床发生障碍；术后并发子宫内膜异位症和内分泌紊乱而致不孕。

怀不上孕，去做试管婴儿不就好了？

辅助生殖技术的发展为不孕夫妇带来了希望。然而您需要知道的是，尽管近年间生殖医学取得了巨大的进步，但目前很多生殖医学的临床问题依然难以解决。

第一，做试管婴儿也是有指征的，不是所有不孕症都可以通过试管婴儿来解决，否则为什么还会有代孕出现？当然在国内，代孕依然是违法的。第二，即使符合试管婴儿指征，您也有足够的经济能力，可试管婴儿的成功率您知道吗？我国辅助生殖技术已经接近国际先进水平（尤其是一些大学医学院的附属治疗中心）。但成功率还是只有40％。所以，依然会看到做过多次试管婴儿失败而身心俱疲的女性朋友。

◉ 医生暖心贴

⬜

如果必须选择人工流产，我只能建议您尽量选择正规的医院做手术。正规医院的医生在手术的时候无菌操作更严格，能够减少组织损伤，从而减少不孕症的发生风险。不要贪图便宜，选择不正规的小门诊做手术，也不要轻信广告，选择华而不实的医院做手术。

希望女性朋友在不想要孩子的时候做好避孕，莫把人流当避孕。鉴于高龄的女性怀孕难，流产易，合并症、难产、胎儿畸形发生率高，建议您最好在 35 岁甚至 30 岁之前怀孕生子。否则多年后想要孩子的时候，一旦发生了不孕，您只能选择疲惫地走在助孕的路上，期待上天给自己一个宝宝，此刻您身心的伤，谁又能缝合？

⬛

和人流相比，药流具有价格低廉、对子宫的创伤小等优点。但是和人流比，药流的缺点也是显而易见的。药流的出血时间平均为14 天左右，有些药流病人甚至会出血 1 个月，要比人流长很多。另外，药流失败或者不全，以至于需要二次清宫的概率也要高很多。所以选择药流的女性朋友，即使当时排出了胎囊，术后也要按时服药，抗感染并帮助子宫复旧，还要注意休息，禁止性生活和盆浴1 个月。2 周后复查超声，如果出现腹痛、发热、阴道出血多于月经量，要随诊。当然，选择正规的医院也很重要！

人流术后月经量明显减少或迟迟不来，是否发生了宫腔粘连？

> 线上问诊

育龄女性

　　医生您好，我前段时间做了稽留流产，每月月经周期准，但月经量少，5个月后做三维B超发现宫腔粘连。有怀孕要求。请问需要做宫腔镜吗？

付虹医生

　　宫腔镜检查能全面评估子宫腔形态、子宫内膜分布及状态，是诊断宫腔粘连的准确方法，有条件的话，应将之作为首选方法。

　　宫腔镜可以通过直视放大来对宫腔粘连进行治疗。宫腔镜检查本身就需要扩张宫颈，这能够治疗轻度的宫颈粘连。并且，还可以使用宫腔镜的尖端进行钝性分离。

○ 知识延伸

宫腔粘连的危害

1 月经量减少、经期缩短

子宫内膜分为功能层和基底层。功能层衬附在子宫腔面，受卵巢激素变化的调节，进行周期性增殖、分泌和脱落性变化。每次来月经，功能层就会

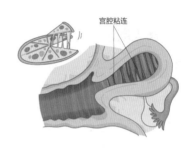

宫腔粘连

完全脱落，随后子宫内膜的基底层源源不断地向功能层输送细胞，在卵巢分泌的雌激素的作用下，长出新的功能层。唇亡齿寒，当子宫内膜基底层受到破坏，会使子宫内膜失去卵巢性激素的反应，无法增厚。症状较轻的表现为月经量减少、经期缩短或反复流产。

2 继发闭经

宫颈内口粘连的患者多表现为人工流产后即发生闭经，部分患者因宫腔积血和经血逆流入腹腔，会表现为腹痛、宫颈举痛、宫体增大压痛，阴道后穹隆穿刺出暗红色不凝血液。

所以对于有人工流产等宫腔手术史的女性，如果术后出现月经迟迟不来，或者月经量突然减少、痛经等表现，就要高度怀疑是否发生了宫腔粘连。

3 不孕

非妊娠子宫内膜创伤见于诊刮、人工流产、宫颈活检或息肉摘除术、取放环、放疗后、子宫动脉栓塞术后，可导致不孕。

4 流产、早产

可能原因是宫腔纤维化和内膜炎症，影响胚胎种植。

5 前置胎盘、胎盘植入

多次流产及刮宫、产褥感染、剖宫产、子宫手术史、盆腔炎等，是子宫内膜损伤引发前置胎盘的常见因素。正常妊娠时胎盘附着于子宫体部的前壁、后壁或者侧壁。妊娠 28 周后，若胎盘附着于子宫下段，下缘达到或覆盖宫颈内口，位置低于胎先露部，称为前置胎盘。前置胎盘是妊娠晚期严重并发症之一，也是妊娠晚期阴道流血最常见的原因。

子宫下段蜕膜的发育远逊于子宫上段。因此，前置胎盘有可能并发植入性胎盘，胎盘绒毛穿透底蜕膜或伸入子宫下段肌层。偶尔会出现胎盘全部植入，而如果胎盘部分植入，会导致胎盘剥离不全，在胎儿娩出后发生大量出血。

6 部分患者有周期性腹痛

宫腔粘连的检查和诊断

宫腔镜检查能全面评估子宫腔形态、子宫内膜分布及状态，是诊断宫腔粘连的准确方法，有条件的应将之作为首选方法。(推荐等级 A)

子宫输卵管造影和宫腔声学造影检查，可在无宫腔镜检查条件时选择。(推荐等级 B)

超声及 MRI 检查的益处尚不明显。(推荐等级 B)

经阴道超声检查简单、无创伤、可多次重复实施。但和宫腔镜检查相比，其对无积血形成的周边型粘连的诊断敏感度仅为 52%。不过另一方面，经阴道三维超声检查可以显示子宫腔整体形态及子宫内膜连续性，能够测量子宫内膜厚度及内膜下血流。研究认为，三维超声诊断宫腔粘连的敏感度可达 100%。

大部分医院都只能做二维超声，这种超声即使是经阴道的超声检查，对宫腔粘连的诊断也是有局限性的，准确率不够高。

而宫腔镜检查能在直视下观察子宫腔相态特征，了解粘连的性质、部位、程度和范围并进行粘连评分，为预后评估提供参考依据。同时，对于发现的粘连，宫腔镜直视下手术能够明确粘连部位、范围、性质，以及子宫角与输卵管开口状态，避免手术操作的盲目性，减少损伤风险，提高治疗效果及手术安全性。

宫腔粘连的治疗

发现了宫腔粘连，对于不孕、反复流产、月经过少且有生育要求的患者，宫腔粘连分离手术可作为首选治疗手段。

但如果患者惧怕做手术，还想要宝宝，有没有其他的治疗方法？

1 期待治疗

有一种心情叫作等待。目前有限的支持期待治疗的研究发表在1982 年，数据表明，有多达 78% 的宫腔粘连患者能在 7 年内恢复月经，有 45.5% 的患者能在 7 年内怀孕。

消息虽然是好消息，但是对于 30 岁左右的女性朋友，宫腔镜检查证实为宫腔粘连后，不做后续的手术治疗，而是选择等待，是否合适呢？我们应该知道，宫腔可以等待，但是娇气的卵巢小姐等不起啊！伴随着年龄的增长，卵巢也从"亭亭玉立的美少女"长成了"中年女子"。怀孕这种人生大事，更加钟爱妙龄女子。

小于 30 岁的女性，每月的受孕概率是 20%，从 30 岁起逐渐下降。到了 40 岁，受孕的概率明显下降，大于 40 岁，每月的受孕概率会下降到 10% 左右，与小于 30 岁时比较，下降了 50% 以上。才女张爱玲说过"成名要趁早"，而我要说："怀孕要趁早！"

2 宫颈扩张

宫腔以及内膜没有损伤的宫颈狭窄，可以在超声引导下进行宫颈扩张治疗，没有超声引导也不是不行，但有盲探造成子宫破裂的报道。因此，目前这项技术的使用范围十分有限。

3 刮宫术

刮宫术是宫腔镜出现之前最常用的治疗手段，有报道显示有大约 84% 的病人能在刮宫术治疗后重新恢复正常月经。眼睛看到的才最真实，在没有宫腔镜之前，刮宫术只能盲目地操作。因为我们医生看不到宫腔里面的"真实世界"，所以存在进一步损伤内膜的可能。宫腔镜出现以后，刮宫术就不再是诊断治疗宫腔粘连的最佳手段了。

4 宫腔镜

宫腔镜可以通过直视放大来治疗宫腔粘连。宫腔镜检查本身就需要扩张宫颈，这能够治疗轻度的宫颈粘连，还可以使用宫腔镜的尖端进行钝性分离。当然，粘连越多，越致密，发生子宫穿孔等并发症的风险就越大。

使用剪刀和针的机械分解，被认为是经典的手术治疗方式。对于合适的患者，手术治疗也可以在门诊进行，其效果和住院治疗一样。

5　其他宫腔镜技术

腹腔超声可用来引导宫腔镜下宫腔粘连松解，除了起到辅助引导作用，还能同时检查其他盆腔器官。

6　非宫腔镜技术

开腹手术、子宫切开术等因创伤大、并发症多，现在已极少使用，仅适用于其他技术无法实现或者其他可能的严重情况。

5

月明：月经和妇科检查

妇科检查都查什么？

育龄女性

　　医生您好，单位体检显示我有些妇科炎症，建议再次去医院做妇科检查。我对妇科检查有些恐惧心理，请问妇科检查一般都检查什么？

　　您好，妇科检查包括外阴、阴道、宫颈、宫体及双侧附件检查。

付虹医生

知识延伸

妇科检查具体操作步骤

患者排空膀胱，采取膀胱截石位放松地躺在检查床上后，医生会先检查患者的外阴部，观察外阴发育及阴毛发育和分布情况，是女性型还是男性型。

男女有别，女性自青春期开始会在外阴的阴阜部生长呈倒三角分布的阴毛，而男性则是正三角分布的阴毛。

除此之外，还要观察外阴部有无畸形、皮炎、溃疡、赘生物或肿块，注意皮肤和黏膜色泽，观察是否有色素减退及质地变化，有无增厚、变薄或萎缩。再依次观察尿道口、阴道口、处女膜等。

下一步就是用鸭嘴形状的窥器打开阴道，检查阴道壁，观察阴道前后壁、侧壁及穹隆黏膜颜色、皱襞多少，是否有阴道畸形，有无溃疡、赘生物或囊肿等。还要注意阴道内分泌物量、性质、色泽，有无臭味。阴道分泌物异常者应做检查，取白带，送检白带常规。

同时查看宫颈，观察宫颈大小、颜色、外口形状，有无出血、肥大、糜烂样改变、息肉、赘生物，宫颈管内有无出血或分泌物。然后擦拭掉宫颈表面分泌物后，在宫颈表面及宫颈管内进行 TCT 取样或者 HPV

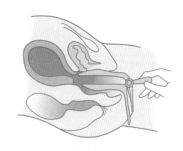

鸭嘴窥器

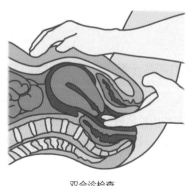

双合诊检查

取样。

最后，取出"鸭嘴"，医生开始将戴检查手套的两个手指伸入阴道，另一只手按压下腹部进行双合诊检查。同时医生会询问是否感觉疼痛。大家只要配合医生，真实回答就可以了。

在最后这个环节，医生可以查清子宫的位置、大小、软硬度、活动度及有无压痛，还能摸清子宫两侧的附件区有无肿块、增厚或压痛。正常卵巢偶可扪及，触后稍有酸胀感，正常的输卵管摸不到。医生还会通过触觉来感觉子宫是否有肌瘤，卵巢是否有囊肿。

当身体出现哪些信号，就需要做妇科检查了？

妇科疾病的常见症状就是血、带、痛、痒、块。当您出现这五大症状中的一种或者几种，您就需要看妇科并做妇科检查了！

1 阴道流血

女性生殖道任何部位，包括阴道、宫颈、宫体及输卵管均可发生出血。引起阴道流血的原因有卵巢内分泌功能失调、与妊娠有关的子宫出血（如流产、宫外孕、葡萄胎、产后胎盘部分残留、子宫复旧不全等）、生殖器炎症、生殖器肿瘤、损伤、异物和外源性性激素。还存在与全身疾病有关的阴道流血。

2 白带异常

白带由阴道黏膜渗出液、宫颈管及子宫内膜腺体分泌液等混合而成，由于颜色多呈白色，故称"白带"。正常的白带呈白色稀糊状或蛋清样，黏稠、量少，无腥臭味，称为生理性白带。一般在月经前、排卵期、月经后或妊娠期稍增多。

异常的白带（病理性白带）主要分为以下几种：

凝乳块状或豆渣样白带：是假丝酵母菌阴道炎（霉菌性阴道炎）的特征，常伴严重外阴瘙痒或灼痛。应用抗真菌药物治疗有效，首选阴道上药如克霉唑、达克宁栓等。

白色或灰黄色泡沫状稀薄白带：滴虫性阴道炎的特征，可伴有外阴瘙痒，间或有灼热、疼痛、性交痛等。甲硝唑治疗有效。

灰白色匀质鱼腥味白带：常见于细菌性阴道病，伴外阴轻度瘙痒。它是正常生长在阴道内的细菌生态平衡失调引起的。患病时阴道内厌氧菌居多，甲硝唑治疗有效。

脓性白带：色黄或黄绿，黏稠，多有臭味，为细菌感染所致。可见于淋病奈瑟球菌阴道炎、急性宫颈炎及宫颈管炎。阴道癌或宫颈癌并发感染、宫腔积脓或阴道内异物残留等，也可导致脓性白带。

透明黏性白带：外观与正常白带相似，但数量显著增多，应考虑卵巢功能失调、阴道腺病或宫颈高分化腺癌等疾病的可能。

血性白带：白带中混有血液，血量多少不一，应考虑宫颈癌、子宫内膜癌、宫颈息肉、宫颈柱状上皮异位合并感染或子宫内膜下肌瘤等。放置宫内节育器也可引起血性白带。

水样白带：持续流出淘米水样白带且奇臭，一般为晚期宫颈癌、阴道癌或黏膜下肌瘤伴感染。间歇性排出清澈、黄红色或红色水样白带，应考虑输卵管癌的可能。

3 下腹痛

下腹痛为女性常见症状，多为妇科疾病所引起。起病缓慢而逐渐加剧者，多为内生殖器炎症或恶性肿瘤所引起；急骤发病者，应考虑卵巢囊肿蒂扭转或破裂，或子宫浆膜下肌瘤蒂扭转；反复腹痛后突然出现撕裂样剧痛者，应想到输卵管妊娠破裂型或流产型的可能。

下腹正中出现疼痛，多为子宫病变引起，较少见；一侧下腹痛，应考虑为该侧附件病变，如卵巢囊肿蒂扭转、输卵管或卵巢急性炎症、异位妊娠等；右侧下腹痛还应考虑急性阑尾炎；双侧下腹痛常见于盆腔炎性病变；卵巢囊肿破裂、输卵管妊娠流产破裂或盆腔腹膜炎时，可引起整个下腹甚至全腹疼痛。

在月经周期中间出现一侧下腹隐痛，应考虑为排卵性疼痛；经期出现腹痛，或为原发性痛经，或有子宫内膜异位症的可能；周期性下腹痛，无月经来潮，多为经血排出受阻导致，见于先天性生殖道畸形或术后宫腔、宫颈管粘连等；与月经周期无关的下腹痛见于下腹部手术后组织粘连、子宫内膜异位症、盆腔炎性疾病后遗症、残余卵巢综合征、盆腔静脉瘀血综合征及妇科肿瘤等。

4　外阴瘙痒

严格来说，外阴瘙痒并不是一种疾病，是外阴各种不同疾病所引起的一种症状，也可发生于外阴无病变者。

引起外阴瘙痒的疾病种类繁多，霉菌性阴道炎或滴虫性阴道炎等感染是引起外阴瘙痒的最常见原因；鳞状上皮细胞增生、疱疹、湿疹、寻常疣、肿瘤等皮肤病变均可引起外阴瘙痒；糖尿病、胆红素升高、黄疸、维生素 A 或 B 缺乏、贫血、白血病等患者可有外阴瘙痒及身体其他部位的瘙痒；肥皂、避孕套、卫生巾、化纤内裤、化学清洁剂、药物等都可以直接刺激，引起接触性或过敏性皮炎，导致外阴瘙痒。

不良的卫生习惯，比如平常不注意外阴清洁，也会引起外阴瘙痒。皮脂、汗腺、阴道分泌物、经血等，甚至尿液、粪便浸渍，长期刺激外阴，都会引起外阴瘙痒。除此之外，生理性因素也会导致外阴瘙痒。

所以出现了外阴瘙痒，尤其是长期反复的瘙痒，建议您尽快就医。让医生结合您的病史，仔细地进行局部和全身体检，辅以必要的化验检查，尽可能找到病因，对症治疗。

5　下腹部肿块

下腹部肿块是妇科患者就医时的常见主诉，下腹部肿块可能是子宫增大、附件肿块、肠道或肠系膜肿块、泌尿系肿块、腹腔肿块、腹壁或腹膜后肿块。

子宫增大的原因可能是妊娠子宫、子宫肌瘤、子宫腺肌症、子宫畸形、子宫恶性肿瘤等。

附件肿块可能是输卵管妊娠、附件炎性肿块、卵巢子宫内膜异位囊肿等。

◯ 医生暖心贴

没有性生活的女孩，是绝对不能使用窥器做妇科检查的，除非特殊的情况。男医生也不能单独给患者做妇科检查，为了避免尴尬和不必要的误会，必须有女医生或者女护士在旁边陪伴。当然，如果接受检查的女性是男医生的妻子，那就另当别论了！

B 超可以取代妇科检查吗？
只查一种行不行？

> ## 线上问诊

育龄
女性

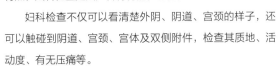

医生您好，上次我在妇科门诊看病，医生同时给我开了妇科检查和盆腔 B 超，请问 B 超可以取代妇科检查吗？只查一种行不行？

付虹
医生

您好，不行。准确诊断需要病史、查体和辅助检查，三项缺一不可。即便是在辅助检查手段十分发达丰富的今天，体格检查也是不可或缺的。妇科疾病有着不同于其他各科的特点，妇科检查是妇产科特有的检查方法。

妇科检查不仅可以看清楚外阴、阴道、宫颈的样子，还可以触碰到阴道、宫颈、宫体及双侧附件，检查其质地、活动度、有无压痛等。

盆腔 B 超不能完全代替妇科检查，但是可以弥补妇科检查的不足。比如子宫肌瘤，对于小的肌瘤，只能通过 B 超检查并随诊。比如异常出血的患者，妇科检查可以初步判断血来自哪里，是外阴、阴道、宫颈还是宫腔？而宫腔里面到底是什么情况，可以通过 B 超协助判断。

○ 知识延伸

B 超可以检查什么？

盆腔 B 超可以检测子宫大小，内膜厚度，卵巢大小，卵泡个数和直径，以及是否有生殖系统疾病，比如子宫肌瘤、子宫内膜息肉、子宫畸形等。

此外，B 超可以检查双侧卵巢的形态，通过回声是否异常判断有无囊肿、肿瘤。当发现卵巢囊性包块时，要结合包块大小、月经周期，初步判断是生理性还是病理性，以决定随访还是治疗。

不仅如此，B 超还可以监测排卵，对于月经规律的女性，一般

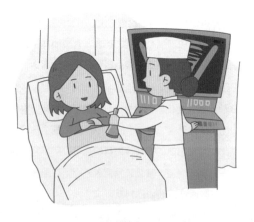

B 超检查

在月经来潮第 11~12 天开始利用 B 超监测排卵，了解卵巢的基础情况和储备。一个周期内通常做超声 3~4 次。

没有性生活的少女，是绝对不能使用窥器做妇科检查的，除非特殊的情况。而 B 超呢？无论是否有性生活，都可以常规进行 B 超检查，通过 B 超可以看见子宫和卵巢的形态。

有所不同的就是，对于没有性生活史的女性，需要做经腹部的妇科超声，不能做经阴道的 B 超。对于有性生活的女性，两种 B 超都可以选择。

总之，妇科检查和盆腔 B 超各有优势，只能互补，不能互相代替。如果以后您在妇科门诊，医生给您同时开了妇科检查和盆腔 B 超，您就不要和医生讨价还价了，两个都查了吧！

宫腔镜可以诊断和治疗
哪些疾病？

> ## 线上问诊

育龄女性

　　医生您好，我因为月经不调去医院检查，医生告诉我需要做宫腔镜检查。我有些害怕，请问宫腔镜检查是怎么回事？会疼吗？

付虹医生

　　您好，宫腔镜检查就是应用一些膨宫介质比如 5% 葡萄糖液、生理盐水、甘露醇等扩张宫腔，专业的妇科医生会将光导玻璃纤维窥镜通过阴道插入宫腔，依次经过和观察宫颈管、宫颈内口、子宫内膜及输卵管开口的生理与病理变化，以便针对病变组织直观准确取材并送病理检查。不仅如此，还可以直接在宫腔镜下手术治疗。

　　如果怕疼，宫腔镜检查可以选择无痛宫腔镜，宫腔镜手术患者可以选择静脉麻醉等不同方式的麻醉。

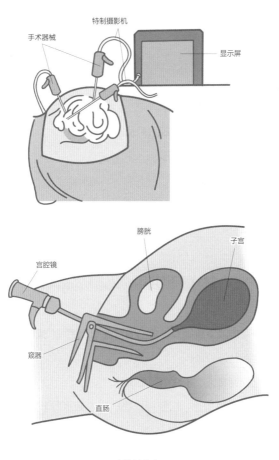

手术器械

特制摄影机

显示屏

膀胱

子宫

宫腔镜

窥器

直肠

宫腔镜检查

◌ 知识延伸

宫腔镜检查可以查找哪些妇科病病因？

1　月经不调；

2　宫内避孕环定位；

3　超声检查有异常宫腔回声及占位病变；

4　疑似宫腔粘连及畸形；

5　复发性流产；

6　子宫造影异常；

7　原因不明的不孕等疾病。

宫腔镜下可以治疗哪些妇科病？

1　子宫内膜下肌瘤及部分凸向宫腔的肌壁间肌瘤；

2　宫腔粘连分离；

3　宫颈管息肉、子宫内膜息肉；

4　子宫中隔切除、宫腔内异物取出，如嵌顿节育器及流产残留物等；

5　宫腔镜引导下输卵管插管通液、注药及绝育术等。

宫腔镜的禁忌

绝对禁忌证：

1 急、亚急性生殖道感染（和做人工流产一样，宫腔镜术前也需要查白带常规，如果结果异常，提示阴道炎，您需要药物治愈后才可以手术）；

2 心、肝、肾衰竭急性期及其他不能耐受手术者；

3 近期有子宫穿孔史或子宫手术史者。

何时做宫腔镜检查或手术呢？
宫腔镜术前需要哪些准备和检查？

建议月经干净后的 1 周内做宫腔镜检查或手术，此时子宫内膜处于增生期早期，薄且不易出血，黏液分泌少，宫腔病变容易发现。

妇科医生会仔细询问您的病史，进行全身检查、相关血液化验、妇科检查、宫颈脱落细胞学及阴道分泌物检查。

● **名词解释**

子宫中隔：子宫畸形的一种。

做妇科超声总说我憋尿不够不给我做，是医生故意为难我吗？

> ## 线上问诊

育龄
女性

医生，我憋了半天尿，可是 B 超室的医生还说我憋尿不够，看不清楚，让我继续憋尿。他是故意为难我吗？

付虹
医生

因为子宫、膀胱等都深居于盆腔内，周围被肠管"骚扰"，肠管内的内容物和气体会对超声影像造成干扰。如果不憋尿直接 B 超检查，医生只能看到白茫茫的一片。

经过适当的憋尿，膀胱充盈后肠管被巧妙地推开，B 超医生才能清楚地看到需要检查的器官，比如子宫、附件等器官的"庐山真面目"。所以 B 超检查时充分憋尿是很重要的。

⬡ 知识延伸

B 超检查时憋尿的重要性

妇科超声的检查途径包括经腹壁超声检查、经阴道超声检查、经直肠超声检查和经会阴超声检查等几种。经腹壁超声检查是最常用的检查途径，适用于绝大多数患者。

充盈膀胱是妇科和部分产科检查的常规准备。除了需要检查盆腔器官的病人，早期妊娠、妊娠中晚期阴道流血而疑为前置胎盘者等，也需要憋尿做 B 超检查。

问题来了，做甲状腺、乳腺、上腹部比如肝胆、胰脾、双肾或阑尾等地方的 B 超都不需要憋尿，为什么做个妇科 B 超这么多事啊？

充盈膀胱的作用何在？充盈的膀胱可作为声窗，有利于显示盆腔器官。

女性的阴道和内生殖器官包括子宫及其两侧的附件（含卵巢和输卵管），它们占据真骨盆下部中央的有利位置。但这些器官不是孤零零的，它们周围的邻居有尿道、膀胱、输尿管、直肠和阑尾。

子宫和卵巢深居骨盆内，小肠往往会下垂至盆腔中。做腹部 B 超时，肠管的蠕动及其内容物可干扰子宫及附件的影像，致使其显示不清，因此检查前要求患者大量饮水、憋尿，使膀胱充盈。

膀胱位于腹壁和子宫之间，如果它适度充盈（也就是憋着尿），宫旁邻近的组织比如肠管就被推开了。而且膀胱是透光的，不会影响它后面物体的图像。另外，提高子宫位置，就可以充分显示子宫轮廓、肌壁、子宫内膜以及卵巢、输卵管和部分阴道。

憋尿的技巧

B 超检查前 1~3 小时，可以饮用温水或者饮料，比如温茶水 600~1000 毫升，直到有明显尿意。

想让膀胱充盈得快些，不能只喝白开水。建议您不仅喝水，还可以喝咖啡和茶等含有咖啡因的饮料，因为这些饮品对身体有利尿作用，能令身体水分更易流失。

还有果汁可以选择，比如草莓汁、橙汁、柚子汁、西瓜汁、杧果汁、苹果汁……这么多果汁，总有一款适合您。

喝水的时候，速度也很重要！您要小口地喝，水流速度慢，水更容易在胃里被吸收，这样才能产生小便。快速喝水并不能产生尿液，因为吞咽动作快，喝的水迅速跑到结肠，被大肠吸收，然后与粪便一起排出来。您的水就白喝了！

喝完水和饮品，您还可以多站起来活动一下，或是散散步，这样更有利于尿液快速产生。

那么怎样才能算憋尿适量呢？

膀胱正确充盈的标志是：被检者平卧时，下腹部轻微隆起呈浅弧形，加压时能下陷，且可以忍受。过犹不及，若腹部隆起很高，肚皮很硬，稍加压就难以忍受，则是憋尿太多，充盈过量了。

怎么自我评估憋好尿了？

您可以自己按按小肚子，恰好能忍住尿意就可以。一憋再憋不可取！如果您憋到感觉膀胱要爆炸，一按就要失禁，这种难熬的滋味相信您尝过一次就不想经历第二次。

对于少数不能憋尿的急症患者、年老体弱者或大量腹水者，可以由医护人员在常规消毒后插导尿管，注入生理盐水 300~500 毫升以充盈膀胱。

◉ 医生暖心贴

很多患者做完 B 超就拿着超声结果来找医生，待到医生解读完结果，她们会礼貌地问："医生，我现在能去卫生间了吗？我快憋得尿裤子啦！"这个时候，医生常会善解人意地说："快去快去！你怎么不早说？早说我早就让你去啦！"

所以，B 超结果出来，您需要做的第一步就是先去卫生间方便，然后再轻松自如地拿着 B 超结果去找医生解读。因为，憋尿的滋味不好受啊！

之前喝了很多浓茶、咖啡，B 超检查之后，您还要再补充一些白开水，因为浓茶、咖啡等具有利尿作用，会影响人体的水平衡，引起细胞脱水。

6

月忌：跟月经相关的其他问题

私处出血，是哪里出了问题？

> 线上问诊

**育龄
女性**

医生您好，我的月经一直挺规律的，最近私处突然在两次月经的间隔期发生出血，出血不多，持续三四天。一开始以为是月经不规律，但后来感觉不太对劲，我是不是得了什么病？

您好，育龄女性非月经期私处出血，应首先考虑妊娠的可能，若有妊娠，则排除病理性妊娠相关性疾病；其次考虑卵巢内分泌问题。建议您做个妇科检查，必要时再做个盆腔超声以及其他必要的检查，找到出血的地方，才是关键！

**付虹
医生**

私处出血的病因及处理

不该来"大姨妈"的日子出血了，如果出血的您是风姿绰约的性成熟期女性，且性生活正常，则应首先想想自己是不是"中标"了。

作为医生，也会帮助您排除与病理性妊娠有关的疾病，如宫外孕（异位妊娠）、流产以及滋养叶细胞疾病等。您可以随身准备几个查尿妊娠试验的试纸，如果月经过了正常日期，出现出血或月经淋漓不尽，或者不该来月经的时候"大姨妈"突然造访，自己先测个试纸看看，做到心中有数。当然，出现持续的阴道出血、持续的腹痛或剧烈腹痛，以及头晕、乏力、肛门坠胀感等其他不舒服的表现，及时就医才是王道！

其次考虑卵巢内分泌功能变化引起的子宫出血。要知道，调节我们女性朋友月经的下丘脑—垂体—卵巢轴，也是一个娇滴滴的小姑娘！当机体受内部和外界各种因素，如精神紧张、营养不良、代谢紊乱、慢性疾病、环境及气候骤变、饮食紊乱、过度运动、酗酒及药物等影响时，可通过大脑皮层和中枢神经系统，引起下丘脑—垂体—卵巢轴功能调节或靶细胞效应异常，从而导致月经不调，比如异常的子宫出血。

然后考虑内生殖器炎症，如阴道炎、宫颈炎或子宫内膜炎。炎症的特点就是"红肿热痛"，外阴炎和阴道炎的主要表现就是外阴瘙痒和白带异常,子宫内膜炎多表现为非经期的淋漓出血,也会出现下腹痛的症状。

再有就是生殖器肿瘤了。提到肿瘤,相信大家都会谈之色变,妇科常见的生殖器肿瘤有子宫肌瘤、宫颈癌和子宫内膜癌等。大家可以看到,我将生殖器肿瘤放在最后,说明它们在阴道出血的原因中占比是很低的,一般最后才会考虑。

如果出血的是绝经过渡期和绝经后期女性,则应首先排除内生殖器肿瘤,如宫颈癌、子宫内膜癌、具有分泌雌激素功能的卵巢肿瘤、子宫肉瘤、阴道癌及子宫肌瘤。因为这种年龄的女性朋友发生生殖器肿瘤的概率要高于性成熟期的女性,如果我们的妈妈发生了异常的私处出血,作为女儿,我们一定要及时带妈妈去正规的医院就医!

如果出血的是青春美少女,则应首先排除卵巢内分泌功能变化引起的子宫出血。这也好解释,在青春期,下丘脑—垂体—卵巢轴激素间的反馈调节尚未成熟,大脑中枢对雌激素的正反馈作用存在缺陷,导致没有排卵。没有排卵就没有孕激素产生,没有孕激素的抗衡,子宫内膜在雌激素的长期刺激下一路草长莺飞,一旦雌激素崩盘,就会出现大量的阴道出血。即使雌激素短暂下降,也会导致淋漓出血。

其次考虑原发免疫性血小板减少症、白血病、再生障碍性贫血,以及肝功能损害等。

如果出血的是女婴,或是女童,则应先排除外伤、异物等因素,其次考虑宫颈葡萄状肉瘤或其他病变的可能。

根据流血的特点鉴别病因

有周期规律的阴道出血：主要表现为月经周期正常，但经量多或经期延长。这种流血量多与子宫肌瘤、子宫腺肌症或放置宫内节育器有关，怎么检查？很简单，做个 B 超就可以发现这些病变了！

月经间期出血：发生在两次月经来潮的间隔期，常历时 3~4 日，一般出血量少于月经量，偶可伴有下腹部疼痛或不适。此类出血大概率是围排卵期出血，怎么检查？排除器质性病变，基础体温或者超声监测，发现出血的时间有排卵，就确诊了！

经前或经后点滴出血：月经来潮前或来潮后数日持续少量阴道出血，常淋漓不尽。一般是排卵性月经失调或放置宫内节育器的副反应。子宫内膜异位症也可能出现类似情况。排卵性月经失调如何确诊？一根普通的体温计，自己在家里测定基础体温就可以了！

无周期规律的阴道出血咋办？

接触性出血：于同房后或阴道检查后立即出现的阴道出血，颜色鲜红，量可多可少，常见于急性宫颈炎、早期宫颈癌、宫颈息肉或子宫内膜下肌瘤。要进行妇科检查、宫颈防癌 TCT 联合 HPV 及盆腔超声，必要时通过宫腔镜检查可以协助诊断，活检的病理是宫颈癌诊断的金标准！

停经后出血：如患者为育龄女性，无论有没有下腹部疼痛、恶心等症状，都应该首先考虑与妊娠相关的疾病，如宫外孕（异位妊娠）、流产或滋养叶细胞疾病等；若患者为青春期无性生活史女性或围绝经期女性，且不伴有其他症状，应考虑无排卵功能失调性子宫出血，但需要排除恶性肿瘤。

绝经后出血：一般流血量较少，可持续不尽或反复出血。偶可伴有下腹部疼痛。首先应考虑子宫内膜癌，也可见于萎缩性阴道炎或子宫内膜炎。

外伤后流血：常发生于骑跨伤后，流血量可多可少，伴外阴部疼痛。

关于排卵期出血

排卵期出血，目前的专业术语是围排卵期出血，主要是指内分泌因素导致的发生于排卵期的出血。

排卵期出血的表现：月经期不长于 7 天，但血停数天又有出血。一般量很少，持续 1~3 天，可时有时无。

排卵期性激素的波动是出血的关键所在。在两次月经间隔期，也就是排卵期，激素波动非常明显。排卵前黄体生成素出现高峰，雌二醇水平相对偏高，内膜迅速生长；排卵后雌二醇水平急剧下降，孕激素开始升高，但仍处于低水平，内膜处于增生晚期至分泌早期的转化时期。

如果此时雌二醇撤离得太快，对子宫内膜的支持相对不足，子宫内膜就会"闹脾气"，出现部分脱落，引起出血，这就是排卵期出血。

除了激素的波动，还有很多因素参与了排卵期出血的病理过程。比如某些因素使雌激素下降的水平超过正常程度；子宫内膜止血功能失常、子宫内膜修复的分子机制异常、子宫内膜息肉影响内膜的修复；子宫腺肌瘤、子宫肌瘤的患者也可表现为围排卵期出血。另外，精神因素、心理压力在排卵期出血的原因中也占有一席之地。

排卵期出血会影响怀孕吗？一般而言，排卵期出血量不多，并且持续时间较短，有时甚至只是白带中夹有血丝，不须用卫生护垫。这种情况不会影响性生活，也不会影响怀孕。

月经间隔期的出血就是排卵期出血吗？

不是。我们的诊断是排除性诊断，比如你看到了一只白猫，你能说因为它长了四只脚，毛是白色的，眼睛瞪得像铜铃，叫起来像"喵喵"，就是一只白猫了吗？不能，你还要证明它不是白狗，不是白鹅，不是白兔等。

诊断排卵期的出血也一样，对于月经周期正常，月经间隔期发生出血的情况，先要证实有排卵，比如通过盆腔 B 超监测到一侧卵巢有 18~20 毫米的大卵泡，或者进行基础体温监测，据下次月经5~9 天监测孕酮。

还要排除下列疾病：

1 妊娠相关出血。对于生育年龄的女性，一旦在非经期出现阴道出血，我们医生都会查尿除外怀孕。很多女性朋友不能理解，现在可以理解了吗？诊疗规范就是如此啊！

2 阴道炎、宫颈炎、宫颈病变。

3 服避孕药或性激素过程中出血，放置避孕环（包括曼月乐）后出血。

4 子宫内膜炎、子宫内膜息肉、子宫内膜异位症、腺肌症。

5　剖宫产后瘢痕缺损：宫腔镜检查可证实诊断。

6　卵巢功能失调：黄体功能不足或稀发排卵。

排卵期出血诊断成立后，再说治疗问题。

排卵期出血不一定都需要治疗。

少量的、偶尔出现的排卵期出血，可以暂行期待观察。

如果出血量较多，影响生活质量，可适当处理。

1　对于无生育要求的患者，可以口服小剂量雌激素或短效避孕药，短效避孕药兼顾调和避孕。

小剂量雌激素口服 5~7 天，因为此时出血的机理是雌激素撤退性出血，所以要补充雌激素治疗。

或者从月经第 5 天开始，使用复方避孕药抑制性腺轴，抑制排卵。没有排卵，也就不会发生排卵期出血。

2　对于有生育要求又不孕的患者，医生会在调整月经周期的同时，B 超监测排卵，必要时结合促排卵治疗，比如使用克罗米芬促排卵治疗。

3　心病还须心药医。情感的挫折、工作的压力、环境的改变、纠纷争吵、备孕的苦恼等，都会影响月经。此时，心情的解压也很重要。

红尘滚滚不要着急，出门泡一杯枸杞。有好心情才有好身体。

● 名词解释

再生障碍性贫血：简称再障，是一种由不同病因或机制引起的骨髓造血功能衰竭。主要表现为骨髓造血功能低下、全血细胞减少及所致的贫血、出血、感染综合征。

滋养叶细胞疾病：是一组来源于胎盘滋养细胞的增生性疾病。

萎缩性阴道炎：由雌激素水平降低、局部抵抗力下降引起，以需氧菌感染为主的阴道炎症。常见于自然绝经或人工绝经后的女性。

同房后出血是怎么回事？

> **线上问诊**

育龄女性

　　医生您好，我 26 岁，月经规律，周期 30 天，经期 3 天，量可。末次月经是 20 天之前。同房后第二天出血，颜色同月经，量很少，现在变为咖啡色物，持续 3~4 天。无发热、腹痛等其他不适。既往体健，未怀过孕。请问是怎么回事？

付虹医生

　　您好，初步判断排卵期出血的可能性大些，建议可以继续观察。如果出血超过 7 天（咖啡色的分泌物也包括在内）或者出现其他不舒服，建议到妇科就诊。基础的检查包括尿妊娠试验、妇科检查及盆腔超声，宫颈癌的筛查也不可少。积极寻找病因，对症治疗。

◯ 知识延伸

同房后出血，可能有几种情况？

通常在初次性交中，如果动作过于粗暴，处女膜可能会发生轻度擦伤和点滴出血，偶尔也会出血量稍大。如感觉裂伤后局部灼痛，房事应暂停数天，以利创口自然愈合。如发生大量出血，应立即就诊止血。

于性生活后或阴道检查后，立即有鲜血流出，应考虑为急性宫颈炎、宫颈癌、宫颈息肉或子宫内膜下肌瘤。

有症状的急性宫颈炎主要表现为阴道分泌物增多，呈黏液脓性。阴道分泌物刺激可引起外阴瘙痒及灼热感。此外，可出现经间期出血、性交后出血等症状。确诊需要检查宫颈，取宫颈分泌物在显微镜下看白细胞是否增多。治疗主要是通过抗生素。

宫颈癌或者有宫颈癌前病变，都需要宫颈防癌筛查（TCT单独或者联合HPV检查）作为初筛，有问题需要进一步在阴道镜下取活检，送病理确诊。

宫颈息肉和子宫内膜下肌瘤，需要妇科检查及超声检查。妇科检查不一定能看到子宫内膜下肌瘤，一般盆腔超声可以排查。对于有症状（非经期出血）的宫颈息肉和子宫内膜下肌瘤，建议手术治疗。

排除了上述器质性病变引起的出血，还有什么原因会引起出血？那就是前面提到的排卵期出血。

初夜都会发生"处女膜出血"吗？

> 线上问诊

**年轻
女孩**

　　医生您好，昨夜我和男朋友第一次同房，结果我没有出血，男朋友就怀疑我不是处女，可我确实是第一次，我担心自己是不是处女膜不完整。

**付虹
医生**

　　姑娘您好，不用担心，初夜不一定会出血。如果女性的处女膜孔较小，初次性生活，处女膜很可能因为被顶破而破裂，进而出血，伴随剧烈的疼痛。

　　如果女性拥有的是唇形处女膜，则初夜出血量很少，甚至有不出血的可能，而且几乎无痛感。

　　如果女性拥有的是较厚且弹性很好的伞形处女膜，初次性生活也可能完全不破裂。

　　另外，某些意外事件，如爬树、骑马、武术、摔倒等"女汉子式"剧烈运动，以及自慰、使用卫生棉条等，都可能会造成处女膜破裂出血。

　　如果你实在不放心，可以到医院妇科进行检查。

性生活后出血就能说明是处女吗?

答案是否定的。

同房后发生接触性出血的原因很多，比如接近经期同房、阴道炎、宫颈炎、宫颈息肉、宫颈病变、子宫内膜下肌瘤等情况，都会导致出血。

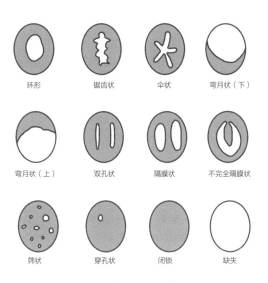

环形	锯齿状	伞状	弯月状（下）
弯月状（上）	双孔状	隔膜状	不完全隔膜状
筛状	穿孔状	闭锁	缺失

形态各异的处女膜

⬤ 医生暖心贴

在我国过去的传统文化里，有无处女膜会被当作女性是否"贞洁"的标志，并成为道德判断标准。但是从进化论角度来看，处女膜只是生理退化的标志。

生命不可承受如此之重！处女膜只是人体胚胎发育过程中形成的非常普通的一层"膜"。希望大家可以对它淡然处之，不要让它承载太多的意义，比如女性伦理道德方面的意义。

谣言清扫

谣言：处女膜是一层膜。

真相：处女膜并不是一层膜。是阴道外口周缘覆盖的一层较薄的黏膜皱襞，具体指的是尿生殖前庭与阴道交界处的底壁上一横行的黏膜褶，称为处女膜，内含结缔组织、血管及神经末梢。

白带异常是怎么回事？

> 线上问诊

育龄女性

您好医生，请问褐色白带是怎么回事呢？应该怎么办？

付虹医生

您好，宫颈息肉、宫颈柱状上皮异位合并感染或子宫内膜下肌瘤、子宫颈癌、子宫内膜癌等疾病都可引起褐色白带。建议您非月经期到妇科就诊，医生会仔细询问您的月经、生育史、流产史等详细的病史，并做妇科检查、白带常规、盆腔超声、宫颈防癌筛查（TCT），必要时联合人乳头瘤病毒（HPV）等检查，以及性激素的检查，寻找褐色白带的病因。

○ 知识延伸

白带是什么？正常的白带什么样？

白带由阴道黏膜渗出液、宫颈管及子宫内膜腺体分泌液等混合而成，白带中 90%~95% 是水、无机盐、有机盐、尿素、糖类和其他大分子物质，由于颜色多呈白色，故称"白带"。

正常的白带也就是生理性白带，是女性生殖器在适量内源性或外源性雌激素作用下形成的分泌物。白带受雌激素水平的影响，并在月经间隔期随雌激素水平升高而增加。

存在即有用。在正常情况下，女性阴道和外阴经常有少量分泌物（白带）以保持其湿润。

呈白色稀糊状或蛋清样、黏稠、量少、无腥臭味的，称为生理性白带。一般在月经前、排卵期、月经后或妊娠期稍多。生理性白带（正常的白带）的量和性状，可随女性的年龄及卵巢激素的变化而有所改变。

褐色白带是怎么回事？

褐色白带，分析为血性白带。白带中混有不定量血液，应考虑宫颈息肉、宫颈柱状上皮异位合并感染、子宫内膜下肌瘤、子宫颈癌、子宫内膜癌等。放置宫内节育器也可引起血性白带。

同房后出血也会出现褐色白带，分析原因有阴道炎、宫颈炎、宫颈息肉、宫颈病变、子宫内膜息肉、子宫内膜下肌瘤、排卵期出血等疾病，需要做妇科检查和白带常规、宫颈 TCT 和 HPV 检查及盆腔超声，必要时还要用宫腔镜检查看宫腔有无器质性病变。排除排卵障碍或者出血，需要在经期第 2~4 天抽血查性激素和甲功，监测基础体温，查看有无排卵以及黄体功能。找到病因，对症治疗。

宫内环可导致白带带血？

宫内避孕装置，也就是"宫内环"不在正常位置，会引起白带带血。可以手术取出。

宫内节育器的取出适应证，包括：治疗无效的副反应或并发症；带器妊娠（包括宫内孕或宫外孕）；要求改用其他避孕方法或绝育；计划妊娠；节育器到期需要更换；围绝经期月经紊乱或停经半年后；不需要再避孕（离婚、丧偶等）；随访中发现节育器异常（变形、断裂、部分脱落）等。

◖ 医生暖心贴

上环后，发现什么异常情况需要随时就诊？

①月经该来没有来，即月经过日子了。②持续大量出血或月经异常。③急性腹痛或其他盆腔感染症状。④尾丝消失、变长、变短或节育环脱出。⑤白带增多有异味。

女人是不是过了更年期就没有性欲了？为什么？

> 线上问诊

中年女性

医生您好，我今年 43 岁，明显感觉进入更年期之后心情总是不好，性欲衰退，跟老公同房时还会经常感到疼痛。请问这是怎么回事？

付虹医生

您好，女性进入更年期，卵巢功能逐渐衰退，卵泡数明显减少，而且易发生卵泡发育不全，因而月经不规律，常为无排卵性月经。因为排卵功能戛然而止，女性血液中雌激素、孕激素水平会突然下降，容易出现沮丧、易激动、易怒等情绪，进而影响性趣。

随着女性年龄的增加和绝经，体内雌激素水平不断下降，出现进行性生殖器官萎缩、盆腔血流量减少及盆底肌肉张力降低等，这些均可导致性兴奋和性高潮障碍，尤其是阴道萎缩和干燥，可直接引起性交困难和性交痛。

您不必过分焦虑，调整好心情，与丈夫充分沟通，必要时可使用润滑剂。

性交痛怎么办?

性交痛是指在性交过程之前、之中或之后立即感受到的疼痛。

医生通过体格检查,可以发现患者是否存在会阴创伤、阴道感染、阴道黏膜萎缩,以及其他阴道横膈、纵隔,局部的阴道痉挛等解剖因素。

情绪因素,如矛盾心态、对性关系的厌恶、童年时遭受虐待的后遗症等,也会导致性交痛。

阴道不够湿润、双方关系不和谐、性技巧缺乏,或性伴侣的动作过于粗暴,都会引起性交痛。

绝经后女性因为卵巢功能衰退,雌激素水平降低,阴道壁萎缩,黏膜变薄等,导致其他致病菌入侵或过度繁殖,引起老年性阴道炎。老年性阴道炎常见于自然绝经或人工绝经的女性,也可见于闭经或使用药物假绝经治疗的女性。老年性阴道炎也可引起性交疼痛。

萎缩性阴道炎的治疗原则就是阴道内用雌激素,增加阴道抵抗力,并用抗生素抑制细菌生长。

对于阴道不够湿润的问题,使用水性润滑剂就可以了。

排除子宫内膜异位症等妇科疾病,深部性交痛常是由于男方过分用力插入,或者阴茎压迫到子宫颈所致,对此需要男方调整自己的力度和方向,或者改变体位。

女人是不是过了更年期就没有性欲了？

如同人类需要阳光、空气、食物和水一样，性也是人类的一种基本需求。个体性健康标准包括性生理健康、性心理健康和性行为健康。

男性的性功能发挥必须借助于雄激素。而女性的性欲是一个复杂的相互作用过程，与生物、心理社会、人际关系和环境等因素有关。在控制女性性生理活动时，雄激素起到诱发和驱动性欲的作用。正常水平的性激素能维持正常的性功能。

有很多女性在围绝经期性欲反而增强，这是女性体内的雄激素不再受雌激素"束缚"的结果。她们不再担心妊娠，因此性欲并不下降，部分女性可能反而增加。

50岁以后的女性的性反应因人而异。有正常性交机会的女性一般能保持性反应性，缺乏这种机会，性欲则会明显下降。60岁以后的女性性趣开始下降，但仍可以寻找并对性机会做出反应。

总之，只要身体健康，心理健康，社会适应能力健康，一对夫妇可以在一生中尽情享受鱼水之欢。

更年期也会怀孕吗？

女性进入更年期（医学术语是"围绝经期"），虽然生育能力下降，卵巢功能逐渐衰退，月经周期也不听话了，变得不再规律，但是卵巢里的卵泡并未完全消失。只要有卵泡，就有排卵的可能，有了排卵，就有怀孕的可能。

甚至有的女性在绝经后体内可能还残存几个卵泡，依然有受孕的可能。是不是很神奇？

而更年期的女性意外怀孕，如果不想要孩子，也要进行人工流产术，手术依然会给身体带来较大的伤害，给家庭生活造成不必要的干扰。

小贴士

○ 进入更年期的女性朋友，即使自己的月经不再规律，只要有鱼水之欢，就一定要做好避孕工作。比如男方可以使用避孕套。

○ 避孕到什么时候是个头呢？

○ 避孕需要持续到女性绝经后 12 个月，也就是绝经 1 年后才可以停止避孕。

● 名词解释

阴道痉挛： 是指性交时阴道和盆底肌肉系统不自主的剧烈而持续的收缩，使勃起的阴茎无法插入，或虽能插入，但在性交时或性交后，阴道口或深部产生疼痛及不舒适。

自然绝经： 是指卵巢内卵泡生理性耗竭所致的绝经。

人工绝经： 是指两侧卵巢经手术切除或放射线照射等所致的绝经。

药物假绝经： 通过药物达到月经不来，进而治疗某种妇科疾病的方法。

谣言清扫

谣言：更年期女性不再排卵，性交时可不做避孕措施。

真相：更年期女性也有排卵的可能，所以也可能会怀孕。

雌激素分泌不足，应该怎么办？

＞ 线上问诊

中年
女性

　　医生您好，我今年 40 岁，最近总是感到腰酸背疼、容易出汗、性欲低下，在网上查了一下，说可能是雌激素分泌不足，请问这种情况需要去医院检查吗？

　　您好，建议去正规的医院就诊，如果是雌激素不足，请在专科医生的指导下规范、合理地补充雌激素。

付虹
医生

雌激素有什么作用？

雌激素的靶器官包括外阴、阴道、子宫、输卵管和卵巢。生殖系统外的靶器官包括皮肤及其附属物、骨骼、心血管系统、中枢神经系统和肝脏。除了负责女性的美丽，雌激素对生殖系统、神经系统和骨骼系统的发育都有着重要作用。

雌激素的作用体现在很多方面。

对子宫肌：促进子宫肌细胞增生和肥大，使肌层增厚；增进血运，促进和维持子宫发育，增加子宫平滑肌对缩宫素的敏感性。所以对于子宫发育不良（幼稚子宫）的女性，可以用小剂量雌激素加孕激素序贯用药，刺激子宫生长。

对子宫内膜：推动子宫内膜腺体和间质增生、修复。

宫颈：使宫颈口松弛、扩张，促进宫颈黏液分泌增加，使其形状变稀薄，富有弹性，易拉成丝状。

输卵管：促进输卵管肌层发育及上皮的分泌，并可增强输卵管肌节律性收缩的振幅。

阴道上皮：使阴道上皮细胞增生和角化，黏膜变厚，并增加细胞内糖原含量，使阴道维持酸性环境。所以对于因雌激素缺乏导致的老年性阴道炎，可以外用雌激素制剂增加阴道抵抗力，达到治疗的效果。

外生殖器：促进阴唇发育，使其变得更丰满、颜色更深。

第二性征：促使乳腺管增生，乳头、乳晕着色，促进其他第二性征的发育。

卵巢：协同卵泡刺激素促进卵泡发育。

代谢作用：促进水钠潴留；促进肝脏高密度脂蛋白合成，抑制低密度脂蛋白合成，降低体内胆固醇水平；维持和促进骨基质代谢。

心脏：内源性雌激素可抵抗氧化和炎症损伤，增加血管紧张素原水平等，保护心血管。

皮肤：皮肤虽然远离卵巢，可是它有雌激素受体，是重要的雌激素靶器官之一。雌激素对女性一生中皮肤的变化起到了十分重要的作用。雌激素使真皮增厚，结缔组织内胶原分解减慢；使表皮细胞增殖，增加表皮弹性，改善供血。雌激素带来美丽容颜，皮肤白皙、有光泽和弹性，胸部丰满，头发浓密，在男人和女人眼中都很有魅力的女性，普遍雌激素偏高。

哪些情况可能提示
女性体内雌激素分泌不足或停止？

女性从青春年少到 30 岁，雌激素的水平会持续升高，并达到一生中的最高值。有研究发现，30 岁是女性颜值的高峰期。随着年龄增长，阅历逐渐丰富，工作生活经验也逐渐提高，血液中雌二醇的水平却开始下降。到绝经期后月经停止，雌激素水平降到最低。

当出现下列情况时，就可能表示女性体内的雌激素分泌不足或停止了：

1　心情及性格变化，易发脾气，总处于烦躁状态。

2　间歇性出现潮红、出汗等。

3　皮肤黯淡。

4　骨量减少，出现骨质疏松的相关表现（身高缩短、驼背，出现腰酸背痛的症状，甚至发生骨质疏松性骨折）。

5　性欲低下，不想同房。

6　阴道干燥，外阴瘙痒，性交疼痛等。

7　记忆力明显下降，乏力。

8　体型不再凹凸有致，开始"发胖"。不仅是体重增加，最重要的是身上的赘肉增加，尤其是下腹部，被称为"腹型肥胖"。这除了影响外表的美丽，对女性的健康影响也很大。

谣言清扫

谣言：雌激素不足时，吃富含雌激素的保健品即可。

真相：雌激素不足，应在医生指导下规范地补充雌激素。一些保健品会添加激素，影响您的健康。

◑ 医生暖心贴

有的朋友会说，我的皮肤不够白皙靓丽，我本人不够美丽，我可以补充雌激素治疗吧？

回答是不可以。只有雌激素（当然还有孕激素、雄激素等）维持在一个正常的浓度或数值，对女性的健康才是有利的，过犹不及。

对于雌激素，是花开分两面，刚才都说雌激素的好，现在说说它的不好，雌激素和子宫肌瘤、子宫内膜息肉、子宫内膜癌、乳腺增生、乳腺癌的发生都是相关的，也可以说，对于上述疾病的发生，雌激素也是"居功至伟"。

看到这里，是不是又有朋友表示自己就是乳腺增生，决定再也不吃豆浆、豆腐等豆制品了？

这您可就又大错特错了，豆制品中含有大豆异黄酮，正常服用不会增加乳腺增生的风险，得了乳腺增生，您也可以放心食用，不会加重乳腺增生的病情。

反倒是那些保健品，里面可能添加激素，会对您的健康有影响，比如一些已经绝经的女性朋友吃了某种保健品，会发生"倒开花"，也就是子宫再次出血。

目前雌激素的临床应用主要为治疗功能失调性子宫出血、幼稚子宫、薄型子宫内膜和卵巢早衰、绝经后激素替代等疾病。

好不容易看到一种可以带来美丽容颜的激素，却不能随意补充，那么到底有没有什么办法，可以让自己的卵巢不衰老，让自己青春永驻呢？

老实说，我也想拥有永远不老的青春容颜，但是以现在的医学水平，除了整容，还没有其他办法。不过，我可以负责任地告诉大家一些好的建议：

经常食用新鲜的蔬菜，保持好心情，是卵巢的保护因素。经常食用豆制品、短效口服避孕药及月经初潮早，与卵巢早衰并无统计学上的关联。

吸烟、盆腔手术史、腮腺炎病史、离异或丧偶、饮酒、染发、人工流产次数等，均为卵巢早衰的危险因素。

要想青春不老，除了健康的生活方式和一份好心情，还要尽量避免上述伤害卵巢的危险因素。